CORWIN 大夏书系·西方教育前沿译丛

THE
BRAIN-TARGETED
TEACHING
MODEL FOR
21ST-CENTURY
SCHOOLS

脑科学与课堂

以脑为导向的教学模式

（美）玛丽亚·哈迪曼（Mariale Hardiman） 著

杨 志 王培培 等 译

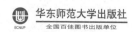
华东师范大学出版社
ECNUP
全国百佳图书出版单位

对本书的赞誉

● 这本书将鼓励教育工作者通过 21 世纪的政策和做法来教授 21 世纪的学生，这些政策和做法基于认知神经科学领域发生的巨大进步。

——Robert Sylwester

A Child's Brain: The Need for Nurture 的作者

俄勒冈大学教育学教授

● 强调将艺术与内容整合在一起是及时和受欢迎的。尤为值得一提的是"专家教师"的例子，显示了如何在课程标准的框架下实施该模型。

——Jacqueline LaRose

东密歇根大学教育学助理教授

● 这本书提供了一个教师友好的模式，教师可以用来建立学生友好的教室环境，实施有效的教学策略和活动。

——Darla Mallein

恩波利亚州立大学高等社会科学教育主任

● 几乎没有教育工作者像哈迪曼博士这样将能力、经验和学术风范带到教育工作者和神经科学家之间日益丰富的交流中。她简明扼要地将大量的信息整合成教育工作者、研究人员以及任何对神经科学和认知科学如何在教室中产生影响感兴趣的人的必读信息。

——Kenneth S. Kosik

加州大学圣芭芭拉分校，Harriman 神经科学教授，医学博士

● 这本卓越的书籍的核心组成部分之一是创造力——创造新事物的能力。促进创造力的发展对我们学生的成功至关重要，神经科学可以并且应该改善教育过程，我赞赏哈迪曼博士为此所做的一切。

——Charles J. Limb

约翰·霍普金斯大学医学院和教育学院副教授，医学博士

● 哈迪曼博士的以脑为导向的教学模式是实现更大学习成效的最有力的、基于研究的方法之一，其重点是艺术和创造性地解决问题的方法，从传统的"死记硬背"的教学到激发学生为满足21世纪的要求而学习的教学。

——Linda Casto

约翰·霍普金斯大学神经教育学联盟顾问委员

● 以脑为导向的教学模式以多种方式丰富了我的教学。我喜欢这个模式中的艺术与教育的整合，因为艺术让所有的孩子们创造性地表达自己。毫无疑问，以脑为导向的教学模式提高了我的教学质量。

——Andrea Jackson

5 年级教师

● 以脑为导向的教学模式为教学提供了一个框架，不仅适用于K-12，而且也适用于高等教育环境。我希望在高等教育课程中继续传播和使用以脑为导向的原则来显著增强教学效果。

——Vicky M. Krug

匹兹堡大学助理教授

● 作为一所新学校的领导者，我寻找一种教学方法，帮助教师有意识地思考当今的各个方面。哈迪曼博士以脑为导向的教学为教师提供了计划周到、意图明确、整合艺术的单元。对神经和认知研究的清晰解释以及实例可以让教师在研究和最佳实践之间建立联系。我们学校非常高兴使用以脑为导向的教学模式。

——Jenifer Shaud

Roots and Branches 教会学校创始人

目 录
CONTENTS

译者序

当我刚读完了大学工科，转向脑科学研究领域时，周围的人们诧异地问："这是做什么的？为什么不去造机器，而去研究脑呢？……"十四年后，当人们获知我在研究脑，常常表达的是浓厚的兴趣，问一连串问题："脑决定了智能吧？有办法增强脑的能力吗？小孩子总被老师批评不专心，是不是脑有什么问题？怎么改善？……"

很高兴看到全社会对脑的兴趣正在飞速提升。作为一名第一线的脑研究者，我感到日益增加的自豪和责任。在物质生活富足后，同等重要的精神生活质量已经上升为很多人的第一关切：孩子的成长和教育、情绪管理、幸福感、家庭关系、心理健康、认知老化、社会心态等等都是热门话题，而这些都与我们的脑如何发育、如何运作、如何响应环境变化密切相联。因而关于脑的知识将成为高素质的家长、教育者和自我管理者的核心知识。美国、欧盟和我国也都把脑研究上升为国家战略，希望通过对脑的研究全面提升国民素质和科技水平。

对脑的了解正在迅速改变我们的教育观念。我们从最开始的只关注孩子的行为表现，到关注孩子的潜能发展和内心世界，再到关注孩子的脑功能发展，这一过程仅仅用了十几年。及时吸收和运用最新的脑研究成果将有效提升教育质量和教学效果。呈现在大家面前的这本《脑科学与课堂：以脑为导向的教学模式》就是一本力图将脑科学的最新研究成果应用于课堂教学的著作。

在我看来，这本书的价值体现在以下三个层面。首先，本书根据脑科学研究的发现提出了教学实践的原则和具体操作要领，并提供了丰富的实例。教育者很容易将这些实践指导和实例融入自己的教学活动。对于第一线教育者，这本书是一本基于脑科学的实践手册。第二，本书是将基础理论转化为实践应用的范本。作为一个研究者，我深知将理论转化为实践的艰难。本书将理论发现如此深刻和灵活地设计成教学技术和方法，体现了本书作者在科学研究和教学实践方面的深厚功底和深入思考。对于科研人员和教研老师，这本书是一本方法学著作，我们可以从中获得将科学成果应用于实践的新思路，从而创造新的教学方法和技术。第三，本书用浅显易懂的语言描绘了脑的基础知识及其与孩子学习效果的关系。教育不仅是教师的任务，更是家长的义务。有效的教学需要教师和家长的共同努力。对于家长，这本书是一本帮助了解孩子学习过程、改善指导策略的科普读物。本书的内容可以指导家长深入理解孩子的学习方式、掌握辅导孩子学习的策略、与教师"心有灵犀"而更好地配合教学活动。

随着脑科学的发展，我们将会看清越来越多的行为现象背后的根源。脑科学会带给我们更多的细致了解孩子行为和能力变化的方法，比如更客观、量化、可复制的行为和脑活动测量技术，也能为增强学习能力提供更多的手段，如神经反馈、神经刺激技术等。《脑科学与课堂：以脑为导向的教学模式》的面世不仅仅是给我们提供了具体的技巧和方法，还能帮助我们更新教育观念，更多地了解并且尊重脑的发展规律，接受脑科学带来的新理念和新方法。希望这方面的著作能及时为我们更新最新发现和应用。

我们对脑的了解非常有限，脑科学在实践中的应用也任重道远。《脑科学与课堂：以脑为导向的教学模式》的翻译工作是我们推进脑科学在教育领域应用的一项重要努力。本书全部由第一线的脑科学研究者翻译。中国科学院心理研究所的李雪冰副研究员翻译了本书第一、三章，首都医科大学基础医学院的王培培老师翻译了本书第四、六、八章及引言，中国科学院心理研究所的倪爱萍博士翻译了本书第七、十章及附录二，我负责其他章节的翻译及审校全书。在本书翻译过程中获得了华东师范大学出版社（北京分社）的任红瑚老师、中国科学院心理研究所李甦副研究员的悉心指导。在此向各位贡献者致以衷心感谢！由于译者水平有限，在翻译中可能出现一些错误，请读者不吝指正。

　　愿脑科学帮助孩子们成为高素质的学习者，他们将撑起我们国家的未来！

杨　志

认知神经科学博士

中国科学院心理研究所副研究员，博士生导师

中国科学院大学岗位教授

2017 年 6 月于北京

序 言

2003 年，哈迪曼博士著书介绍"以脑为导向的教学模式"，这本《脑科学与课堂：以脑为导向的教学模式》是一本备受欢迎的更新版。在新版中，作者和新的编辑都以通俗易懂和面向实践的形式为教师们提供了更多来自神经和认知科学的宝贵知识。哈迪曼博士的方法的优势在于除了很细致地描述研究结果，还以一种教学模式来组织这些研究结果，这样有助于教育者们对他们接收到的信息进行解释、整合并应用。从一个研究者和临床医生的角度来看，这正是教师真正需要的——一种连接我们提供的信息和只有在真实学校环境中才能获得的真知灼见的途径。

通常，教育者们努力转化科学研究来指导应用，结果不尽如人意。导致这种现象的错误之一是在介绍科学时大打折扣，只是一般性或者比喻性地介绍一些重要的科学理念，很少或者没有对其来源的介绍。提供给教育者的粗线条的"基于研究的"推荐做法往往和我们的常识差不多，因而从这些推荐做法、从科学研究中获得的支持也就显得不重要。脑科学的名义使已有的理念看起来很"前沿"——似乎这些理念有望一下子就"修好"教育。

尽管整合科学家和教育者的工作的理念备受瞩目，但是其他的框架比如以脑为中心的教学模式尚未出现。而不幸的是，现存很多以"基于脑的"伪科学研究生成的教学产品和工作坊，很多是靠媒体在推动。尽管科学工作者们可以很明智地摆脱这些企业，但是这导致没有人能够解释教师遗留下的"神经迷思"或者误解。相反，哈迪曼博士保持高度警惕，避免过度解读科学研究的结论。这可能是科学研究者很愿意和她一起工作的主要原因。尽管她是教育者出身——作为一个资深的、全国知名的城市学校校长——不仅在研究所里（约翰·霍普金斯大学），她已经和科学研究工作者们建立了良好的专业合作关系，同样也包括其他的一些机构。

她致力于确认自己的主张建立在严格的科学研究基础之上，并且具有详尽的来源。然而，这并不意味着呈现这些与教育相关的研究结果的方式一定如在学术期刊上一样。在学术期刊上没有明确解释用于实践的词汇、基本概念或者逻辑内涵。当教育者们自己理解这些研究结论并把它们"转化"纳入教学框架之中时，他们很容易迷失在转化的过程当中；他们可能会产生误解或者过度概括化。当帮助他们理解和应用科学理念的工作没人做时，教师（像其他别的人一样）可能会误入歧途。教师并不是在真空中工作，他们的成功总是依赖于和那些信念坚定、以证据为基础的实践者合作。对教授各年龄段学生的教师进行培训的使命必须包含一种巨大努力：使用科学方法理解学习和与学习相关联的认知加工，从最低年级到高级教育，并应用这些研究促进革新性、创造性和高效的教学。

然而，很多教育研究者们都表现出强烈的思想倾向，他们经常会尝试使用科学研究以支持预定的方案，哈迪曼博士从缜密的研究出发，并以高度务实的工作方式，在科学知识的基础之上建立一种教学框架。作为一个资深的实践者，她有着丰富的教学经历和经验，能清楚地知道教师及学校真正的需要是什么。因为哈迪曼博士是如此的了解教师的想法，她能从浩瀚的科学信息中找到教师真正想知道的内容，并以一种容易理解和应用的方式传递给教师。

自2003年哈迪曼博士第一本书出版到现在，神经和认知科学的发展日新月异，此次是以脑为导向的教学模式的更新版。很多教育者都对这种框架非常熟悉和喜爱，他们读完这本书，将带着以全新、健全的研究为基础的新理念返回到课堂中去。对于那些现在刚开始学习哈迪曼博士作品的人来说，这本书将展示一种教学模式，与教育者的目标和策略，以及大量来自脑科学研究的有价值的信息产生共鸣。我们共同的希望是这本书能成为一张路线图，能使你的学生受益，能促进你的学校更具有专业性。

Martha Bridge Denchla

医学博士

Batza 家庭名誉主席

Kennedy Krieger 研究所发展认知神经学主任

约翰·霍普金斯大学医学院神经学、儿科、精神病学教授

致 谢

感谢那些在我构想和写作这本书时做出至关重要贡献的人。我首先感谢约翰·霍普金斯大学教育学院的博士后研究者 Emma Gregory, Luke Rinne 和 Julia Yarmolinskaya。作为认知科学家，他们是分析研究结果和考虑与课室应用相关性的关键人物。

一线教师的意见帮助我们将研究和理论转化为让学生进行有意义的学习的真正实践。感谢 Clare O'Malley Grizzard 和 Suzanne McNamara 提供了以脑为导向的教学设计。还要感谢 Linda Bluth 在开发过程早期采用了该模式，并与 Clare 合作，创建了本书中所展示的一些教学设计。

在每章中都有教师在课堂上使用 BTT 模式的摘录。我非常感谢这些"专家教师"的开明和深思熟虑的贡献。我按照他们在章节中出现的顺序列出了他们的名字：Sharon Delgado, Dev Sharma, Scott Williamson, Alexandra Fleming, Amanda Kowalik, Michelle Hartye, David Hallam 的学生 Angela, Elizabeth Levy, Susan Rome, Meredith Adelfio, Victoria Douglas, Vicky Krug, Kelly Murillo, Jeremy Mettler, Carol Lautenbach, Harriett Saviello, Misty Swanger, Amy Cotugno, Marian Derlet, Emmalie Dropkin, Juliet Stevens, Vanessa Lopez-Sparaco, Stephanie Rafferty, Joseph Izen, Kathy Rivetti, Bob Lessick, Georgia Woerner, Dan Hellerback, Elayne Melanson, Paula Mainolfi, Kristen McGinness, Robin Melanson, Rebecca Singer 和 Catherine Gearhart。

我要感谢编辑我的第一本书的朋友和同事 Gordon Porterfield 再次

提供专业意见，作为研究生教师教育专家，他在本书末尾分享了他目前工作的故事。特别感谢 Amy Akers Duggan 和 Kristen McGinness 在附录二的 BTT 清单的设计和现场测试中的研究协助。我也要特别感谢 Susan McLean, Carolyn Combs, Toni Ungaretti, Sharon Delgado, 以及 Sam Clayton 的协助。我想感谢平面设计师 Bennett Grizzard，他描绘了书中出现的每个大脑目标的创意图形。

最后，非常感谢 Denckla，Paula Tallal 和 Mary Ellen Lewis，以及我的博士后研究员，他们对科学地解释和应用研究提供了鼓励和热切的关注。

前　言

自从我的第一本书《脑研究与有效教学的连结：以脑为导向的教学模式》(*Connecting Brain Research With Effective Teaching: The Brain-Targeted Teaching Model*)（2003）出版以来，在教育神经科学或者神经教育学，一种脑科学和教育学相交叉融合的领域，发生了巨大的改变。神经和认知科学的研究有很多重大的发现，对教育者们来说越来越多的重要的理念的更新，有助于他们更好地理解孩子们是如何学习的。和"神经"与其他专业领域产生的交叉学科一样，比如神经法律学、神经经济学、神经美学、神经伦理学，教育者们不仅试图熟悉正在发展中的有关人类认知和学习的知识，而且想要理解这些知识如何能够帮助他们的工作。

当前，来自科学界的研究能真正专门用于教学的很少。然而，来自神经和认知科学研究的有价值的发现，比如注意、记忆、情绪、创造力、执行功能、睡眠和练习，不断地加深我们对认知和学习的理解，还可以直接指导教师和教育政策制定者们精心设计所有年龄段的学生的学习体验。然而，不断增长的知识需要被转化，把相关的研究结果与教育实践有机契合在一起。

谁应该读这本书

这本书试图在研究和实践之间搭建一座桥梁，给教育者们提供一种紧密结合的、有用的模式，一方面是来自教育研究的有效的指导，另一方面整合来自神经和认知科学的发现。这里呈现的研究和指导策略是为广泛的研究者设计的，从早期幼儿教育到高等教育机构。研究在实践中的应用案例跨越不同的主题领域，范围也是从早期初级教育到大学高等教育。

对任何阶段的教育者来说，系统性地掌握认知和学习的相关研究成果并与实践联系是至关重要的，这样做能够更好地理解儿童和成人学习者的发展历程，在指导技术上可以更加精细化，而且还能提高教学质量。对**以脑为基础的学习**越来越多的关注也非常重要，它是一种经常被提及的学习模式，使用基于脑科学研究成果的学习策略，并不仅仅是一种暂时的倡议。

在我做城市学校的校长和如今在大学的工作中，我发现教师们总被要求执行不断变化的倡议和计划。善意的领导可能很难理解这样做只会降低教师的工作效率，而不是支持他们的工作。当教师试图把一个新方案与以前的结合在一起时，他们可能会怀着希望等着某种好一些的倡议，或者感到迷茫。相应地，缺乏一种凝聚的以课堂为基础的模式，教师很容易迷失在众多的教学指导策略中，虽然这些策略（某些是，某些不是）是在脑科学研究基础上建立的。有用的知识因为过度迷思而使人困惑，这样只会消耗教师的时间，浪费宝贵的资源。

这本书的中心目标

一种教学模式——以脑为导向的教学模式

这本书的根本目的是通过一种教学模式——以脑为导向的教学（Brain-Targeted Teaching，BTT）模式（Hardiman，2003）——把脑科学的相关研究成果带到教育中去。这个模式为教师提供一种完整的构架，来帮助他们理解来自神经和认知科学的研究成果，并把它们应用到自己的工作之中。教师采用这种模式，把它当作制订计划和教授课程的指导，他们叙述了它如何加强教学实践

（www.braintargetedteaching.org），初步的研究也已经证实它的功效（Bertucci, 2006）。

BTT 模式既不是一门课程，也不是一个市场产品。它是一种有效地计划教学的方式，综合了神经、认知科学的研究以及基于研究的有效教学方法（Marzano, Pichkering, & Pollock, 2001）。在某种程度上，BTT 的设计一部分来自学习维度中的思维技能构架（Marzano, 1992）、多元智力（Gardner, 1983, 1993）和布卢姆分类学（Bloom & Krathwohl, 1956）。然而，该模式的重要发展和扩展在于转化和应用来自近期和正在进行的科学研究的成果。

这个模式包括六个重要的部分，或称为"脑–目标"，内容涉及教与学两个过程。主要内容如下：

- 脑–目标 1——为学习营造情绪氛围
- 脑–目标 2——为学习打造良好的物理环境
- 脑–目标 3——设计学习体验
- 脑–目标 4——教授掌握内容、技能和概念
- 脑–目标 5——教授知识的扩展和应用
- 脑–目标 6——评估学习

BTT 模式起源于马里兰州的巴尔的摩，是基层学校的"草根"项目。它现在已经指导了所有年级的教育者们，从加利福尼亚到希腊。在我担任一所大规模学校的校长期间，我教授的学生是 K-8 年级，这个模式萌芽、生根、发展。我和同事们希望能发展教学方法，我们寻求一种方式来满足升学考试的需要，同时也希望能提供一种教学计划，这种计划是建立在最新的研究成果之上的，比如孩子们如何更好地获得、储存和应用知识。同时，作为我在约翰·霍普金斯大学博士研究的部分内容，我的需要指引我检验和弄清楚来自 1990 年代的脑科学研究的成果，"脑的十年"，也是脑科学成果丰盛的十年。尽管在学校情境中开展的研究（现在仍然是）很少，我还

是有效地应用了来自神经和认知科学的知识，发展出一种有效的教学模式。

这个模式起源于 Roland Park 小学 / 中学，它的发展要感谢教师们不断奉献的工作和经验，他们有的来自当地，有的来自全国，一般都是通过工作坊和会议或者通过约翰·霍普金斯大学教育学院开设的意识、大脑和教学方面的研究生学分项目来学习这一模式。基于他们的经验，教师们（从 K-12 到高等教育）分享这个模式是如何帮助他们使活动概念化，促进学生们的创造性思维和想象，并聚焦于现实生活情境中的问题解决和知识的应用。教师们还详细叙述整合艺术和学习是多么有意义，这种整合提升了学生的参与度，使他们更好地掌握知识。从我们 2004 年第一次经历到现在，BTT 模式的框架已经帮助教师使用来自神经和认知科学的研究和相关知识，指导和设计教学，促进学生学习、创造性思维，而这些都是 21 世纪学习的重要成果。

本书特色

这本书总结神经和认知科学的研究，讨论这些研究成果如何能指导教育实践，并分享一些课堂活动，这些活动都来自已经在课堂上使用过这个模式的教师。一般它从现阶段教育实践的思考开始，神经教育学的交叉领域是如何提升教育成效，为"21 世纪技能"服务的，更通俗的说法是如何教授学生，让他们成为富有革新精神的有创造性的问题解决者。它还讨论那些教育者们应该知道的来自神经和认知科学的理念，分辨有意义的实践研究结果与常见的对研究结果的错误应用（称为神经迷思）。接着，为了帮助读者更好地理解接下来章节中介绍的研究，本书论述大脑的基本知识，包括大脑的结构和功能。第三章概括描述了 BTT 模式，接下来的章节分别论述六个脑 – 目标的内容，包括支持脑 – 目标的研究以及来自教师的具体应用事例——在本书中称这些教师为"专家教师"。最后我们从以下几个方面来结束本书：如何在学校里以统一的模式使用这个模式；如何在诸多学校中，恰当地把这个模式与本身存在的标准和规则结合在一起；如何在课程和学校项目中，以不同方式实现此模式。

最后，我有必要解释为什么我发现"以脑为导向的教学"（在上一本书中我创造的一个名称）的概念比短语"以脑为本的学习"更加有用。很多人批评"以脑为本"的概念，认为把它作为一个形容词来描述学习并不恰当。这个短语的不当之处可以用如下的问题加以验证："难道所有的学习不都是发生在大脑中吗？……毕竟，我们不是用脚来思考的！"我意识到把学习打上"以脑为本"的标签看上去不具有任何启示性，因为所有的学习确实是发生在大脑之中。但是，**不是所有的教学都能起到让学生学习的效果**；所以，所有的学习都是"以脑为本"，但是教学并不一定如此。我关注的焦点是有关脑如何学习的知识，比如人是如何感知、加工和记忆信息，是怎样用于指导教育学的。所以，"以脑为导向的教学"这个说法看起来恰到好处。

脑科学研究已经证实学习的本质是生物学的改变。基于这种观点，聚焦于学习的科学应该和注重学习结果一样成为教育讨论的中心。如今，21世纪学校的政策制定者和实践者都应该重视学生的所思和所学。神经教育学的交叉领域和BTT模式可能是这项工作的关键。

引言

神经教育学和 21 世纪学校相结合的新兴领域

> 因为它对于个人和社会福祉意义重大，现在在科学界已达成共识，21 世纪的心灵生物学正如 20 世纪的基因生物学一样，至关重要。
>
> ——Eric Kandel,《寻找记忆》[1]p.xiii

正如议员希望重新定义联邦立法以推动国家教育政策一样，改革美国学校教育应该从改变对成功教育的定义入手，这是由"21 世纪学习运动"[2]驱动，并最终由学习科学的新知识来指导的。如今，什么是有效的教学在国内并没有达成共识，联邦立法不再仅仅通过阅读和数学成绩来衡量教育是否成功。

显然，对于学生成绩的好坏，教育者们当然不能推卸责任。然而，众所周知当前衡量教学效果的实践会驱动学校的政策和教学，使课程内容缩减，减少社会研究和科学学习的时间——同时，剥夺了很多孩子参

---

① 该书英文名为 *In Search of Memory: The Emergence of a New Science of Mind*，作者为 Eric R. Kandel，2007 年 W. W. Norton & Company 出版。——译者注

② 美国于 2003 年提出 21 世纪能力框架，称之为所有工作者必须具备的能力，并倡导，所有的科目都要基于 21 世纪能力框架来教授。该框架包括生活与事业技能、学习与创新技能、信息媒体与科技素养三类能力。详见 http://www.p21.org。——译者注

与学习的机会，比如视觉性和表演性的艺术类课程、体育，甚至休息也没有。这种情况在城市学校里尤其严重，这些学校预算紧张，而且很多教育者认为孩子需要花更多的时间学习要测验的科目。当前，对狭隘的教育目标的关注导致了在大型城市公共教育系统中，有将近一半的学生退学（Swanson，2008）——正当我们的国家需要一大批高学历的人参与世界经济时。而且，有局限性的评估标准不能给公众——从父母到政策制定者——提供他们想要的和应该获得的对学校效能的广泛衡量。

在一项来自加利福尼亚大学 Riverside 分校的研究中，教师们指出，"高利害（high-stakes）[①]"实践尽管可以帮助确定学生学习的目标，但是它也削减了教师的时间，使其无法为学生提供更深入和更投入的学习体验（Guggino & Brint，2010）。这些教师代表了全国的很多教师，他们持续地感到提高考试成绩的压力，而不是去帮助学生发展批判思考的能力和创造性地应用知识的能力。支持狭隘的、"填鸭式"思考的教育方法与我们国家对工作者的需求是不相容的。我们需要具有合作能力、创新性和创造性解决问题能力的劳动者——这正是"21世纪技能"的目标。

教育未来的公民需要重新设定学校的政策和实践，使学生不仅仅获得信息，更重要的是应该给他们提供机会，采用灵活的方式学以致用。这才是"21世纪技能"（www.p21.org）中确定的最核心能力，这也是未来劳动者必须掌握的本领。"合作关系"[②] 所设计的框架包括四个主要方面的专业知识，学生们应该掌握它们，为将来的工作和学习做准备。四方面的专业知识如下：

- 核心课程知识：英语、阅读、语言艺术、世界语言、艺术、数学、科学、历史、地理、经济、管理、公民，以及在金融、商业和健康方面的全球意识素养；
- 学习和创新技能，比如创造性、批判性思维、问题解决、协作和交流；
- 科技、媒体和信息文化；

---

① 指对学生升学等重大事项有影响的考试，如中考、高考等。——译者注
② 即"Partnership"，是"21世纪技能"的简称。——译者注

● 职业和生存技能，比如自我定向、领导力、适应新环境的能力，以及在不同文化和社会环境中工作的技能。

当我们重新定义美国教育来顺应 21 世纪学校这一概念时，神经教育学这个新兴领域起到了关键性的作用，它聚焦于学生如何学，而不是局限于狭隘的学什么的目标内容。因为神经和认知科学的研究者们不断地更新关于学习的科学知识，所以很重要的一点是把相关的研究结果以一种合适的方式传递给教育者们，指导他们制定政策和参与实践。如医学规范一样，神经教育学给教育者们提供了"从实验室到病床"的方法，通过研究结果指导他们实践，在实践过程中，教育者们也推动研究问题的不断发展。

有很多的证据表明这种方法有广阔的前景。神经和认知科学家已经为教育工作做出了杰出的贡献。比如，Martha Denckla，来自 Kennedy Krieger 研究所的医学博士，她的有关执行功能和学龄儿童的临床实践的研究鼓励教育者验证儿童不同领域发展的关键期，此结果可指导有关学龄前儿童的阅读准备，或者青少年学习概念性思维所需的代数知识（Hardiman & Denckla, 2010）。Paula Tallal 博士，Rutgers 大学分子和行为神经科学中心副主任，整合了语言发展中的快速听力加工和文字的神经可塑性基础神经科学研究（Tallal, 2004）。她已经把这项研究开发成一系列的认知技术、语言和阅读干预项目，在世界各地的课堂中使用，来帮助英语学习者、阅读困难者和神经认知障碍的孩子。Ronald Dahl（2004）、Jay Giedd（2010）和其他人的工作帮助教育者验证成人的睡眠模式来指导实践，比如学校的开课时间。而且，Raizada 和 Kishiyama（2010）认为基础科学能说明神经的改变，而这些改变可以通过特殊教育干预引起的行为变化而观察到。他们认为精细的神经微调能够提供证据，证明特殊教育的干预措施是否正引起脑结构和脑功能的改变。

显然，越来越多的教育者也看到了学习科学指导教育领域的潜能。在过去的 10 年，参加国际性、区域性和当地关于学习和脑相关会议的教师不断增加，教师也报告来自神经和认知科学的研究与他们的工作密切相关（Howard-Jones, Pickering, & Diack, 2007）。虽然专业项目、书籍和杂志文章在不断地增长，但是，在某些方面，把"小麦和谷壳分开"的需求越来越强烈，尤其是当不断出现的商业产品和教科书越来越多地吹捧使用"以脑为基础"的策略来提高学生的成绩时，这种需要更加迫切（Sylvan & Christodoulou, 2010）。教师必须不断更新知识，成为研究成果的知情的"消费者"，并以统一的方式将相关研究应用于有效的教学实践。

　　BTT 模式作为一种工具，把神经和认知科学的知识应用到教育实践中，这与"21 世纪学习"相关的技能相一致——让所有的学生成为有创意的、具有革新精神的思考者以及明天的学习者。

第一章

教育者应该了解的神经与认知科学知识

破解神经科学中的迷思

人们普遍承认，作为一个新兴的学科，神经教育学为教育者们提供有用知识的工作才刚刚起步。尽管如此，现阶段我们已经积累了数量相当、结论可靠的基础研究，与学习相关的认知神经科学发现也正在以惊人的速度不断增长。它们可以也确实应该被真实地了解并应用到教学过程中去（Dubinsky 2010; Fischer, Goswami, & Geake, 2010; Fischer et al., 2007; Hardiman & Denckla, 2010; Meltzoff, Kuhl, Movellan, & Sejowski, 2009; Tallal, 2004; Varma, McCandliss, & Schwartz, 2008）。然而不幸的是，因为各种原因，在将这些知识应用到教育领域的尝试中，许多有价值的研究发现时常被过度简化或者错误地解读。在本章节中，我们首先从分辨厘清领域内（教育领域中的认知神经科学）的错误观念开始，它们可以被形容为一种伪神经科学知识，或者称作神经迷思。接下来的章节则重点关注来自神经、认知科学领域的基本问题，它们可以给教育者们提供一个关于孩子如何成长与学习的更加广阔的视角。许多基本问题（和神经迷思相关联）会随着我们的主题——以脑为导向的教学模式逐步展开，在之后的章节中将反复讨论。

○ 现阶段我们已经积累了数量相当、结论可靠的基础研究，与学习相关的认知神经科学发现也正在以惊人的速度不断增长。它们可以也确实应该被真实地了解并应用到教学过程中去。

教育领域中的神经迷思

在讨论神经迷思的问题时，我们不仅需要思考为什么这些知识是错误的，更要思考它们是如何被教育者们广泛相信的。也需要特别指出，尽管媒体、企业、教育产品的制造商们凭感觉曲解了研究结论，但是教师在传播这些错误结论的过程中也是一个重要的责任群体（Coswami，2006）。在采访教育者们如何利用神经科学的知识进行教学后，Howard-Jones, Pickering 和 Diack（2007）报告，当老师们发现原本以为是基于科学研究进行的教学实践实际上缺乏可靠的神经科学证据时，他们常常感到尴尬，甚至有种背叛感。当前，老师们已经被鼓励利用神经科学知识进行一些教学实践，比如去训练学生的左脑、右脑，去分辨学生的学习风格，等等（详见下文解释）。这些教学活动听起来非常具有诱惑力，但是却缺乏科学证据。在错误广告的愚弄下，在政策制定者的强迫要求下，缺乏研究证实的教育产品、方法被应用，老师们的时间、学校的资源被极大地浪费。

○ 当老师们发现原本以为是基于科学研究进行的教学实践实际上缺乏可靠的神经科学证据时，他们常常感到尴尬，甚至有种背叛感。

为了说明这点，我会重点关注当前风靡教育领域的一些神经迷思，由此说明在教学实践中教师理智对待与正确应用认知神经科学知识的重要性。

我们中有些是左脑型人，有些是右脑型人

在大众传媒和商业产品的助推下，我们可以将自己以及我们的学生分为左脑思考型和右脑思考型的观点几乎成为教育圈中广泛传播的"常识"。这种观念来源于对"裂脑人"的大脑半球功能特异化的研究，这是由于"裂脑人"能使研究者们将一侧半球的加工与另一侧半球加以分离。由此，科学家们证实了左脑与语言加工有关，"擅长"逻辑或者言语性思维，以及对事实的记忆；而右脑则更多地处理空间信息、模式化的信息，倾向用一种整体的风格进行思维（Goswami，2006）。Gazzaniga, Ivry 和 Mangun（2009）指出，尽管每个半球**确实存在专门化**（功能特异性）的现象，比如布洛卡区在左半球，控制了大多数的言语产生（见第八章

Bowden & Jung-Beeman 研究的描述），但是事实上，两半球拥有更多相似的功能特性而非不同。这解释了为什么那些单侧关键脑区受损的病人仍旧拥有一定的脑运作功能（详见 Immordino-Yang & Damasio, 2007）。在现实生活中，除非一个人的胼胝体（连接两半球的纤维束）被切断，两个半球都会参与到绝大多数的任务中去，左右半球的作用都非常重要。而这种一侧半球"统治"另一侧半球的观点，或者认为某些任务完成得更好一定意味着某一侧大脑有更好的功能的观点，都是没有事实依据的。没有科学研究能够将学习者区分为左脑型或者右脑型，也不存在针对左脑或者右脑开发的有效教学。

> ○ 除非一个人的胼胝体（连接两半球的纤维束）被切断，两个半球都会参与到绝大多数的任务中去，左右半球的作用都非常重要。

听莫扎特的音乐会让你的婴儿更聪明

"听莫扎特的音乐可以提升孩子的智商，帮助孩子变得更聪明"，一些报道吹捧婴儿听莫扎特的音乐有助于提升其心智的发展（Gampbell, 1997），类似的观点甚至被许多声誉颇高的报刊（比如《纽约时报》、《波士顿环球报》等）所赞同，而事实上，它们却并不真实。这些错误概念根源于 Rauscher，Shaw 和 Ky（1993）的研究。他们调查了被试听莫扎特协奏曲对空间推理能力的影响。研究发现，听莫扎特音乐的被试，相比于那些听放松音乐或者什么都不听的被试，产生了短暂（15 分钟）的空间推理能力的增强，具体表现为斯坦福 – 比奈 IQ 测试分量表的分数提高。换句话讲，Rauscher 和他的同事（1993）的确发现了听莫扎特的音乐提高了一个人智商测试中的分数，但是效应会马上消失。并且，该效应只体现在非常特殊的、与特定的认知功能相关联的分量表中，而非提升整体的智力水平。

尽管研究者们也称他们的工作被误解了，但是其研究的影响却远远超过了商业领域：在 1998 年，美国佐治亚州政府甚至批准了一部分资金为出生在该州的每一位新生儿提供古典音乐的唱片！

当然，莫扎特音乐的爱好者不必过于失望。Jenkins（2001）的研究发现令人印象深刻：每一个小时播放 10 分钟莫扎特的音乐能够减少病人的癫痫发作。Thompson，Schellenberg 和 Husain（2001）则认为，听莫扎特音乐或者其他任何音乐带来的短暂的改变，都可以被归结于音乐制造的不同的心境或者不同水平的生理唤起。此外，听莫扎特音乐带来的任何效益，都是非常有限的，只有当听众体察到一种享受的感觉时，音乐才有效果。

错过关键期，学习发展就会停滞

发展心理学术语"关键期"（critical period）和"敏感期"（sensitive period）（敏感期是相较于关键期更为精确且温和的说法，但是两者在使用时经常互换）是指一段特殊的发展时期。在这一段时期内，儿童能够最好地在某个领域习得知识或者技能。人们通常认为，如果在这段特殊时间中，没有给予孩子适当的刺激（或者刺激没有发生），那么学习的机会之窗就会关闭，某种特定的技能将永远无法发展。不过，这些观点并不准确，人们把关键期的理解扩大化了。尽管在某特定层面的发展中，确实存在关键期或者敏感期的证据，但是关键期的概念不应该被过度泛化到一些根本没有科学证据支持的学习领域。更进一步说，哪怕是在一些被证明了存在关键期或者敏感期的学习领域中，在绝大多数情况下，哪怕错过关键期，学习的机会之窗也只是变窄，而不是完全关闭。我们仍然可以在 60 岁的时候学习一种乐器，尽管不怎么可能去金色大厅进行演出了。

言语获得被研究者们认为是一个重要的、存在关键期的领域。大多数的相关工作基于对"野孩子"的研究展开。这些"野孩子"由于被抛弃或者虐待，没能在早期享有一个正常的语言环境，因此无法发展出正常的言语技能。Jean Itard 对 19 世纪的阿韦龙野孩①的研究以及 20 世纪 70 年代发现的 Genie

○ 言语获得被研究者们认为是一个重要的、存在关键期的领域。

---

① 阿韦龙野孩（Victor of Aveyron）是在法国南部阿韦龙的森林中被发现的一个流浪男孩，一直没有与人接触。1800 年，法国心理学家 Itard 试图抚养他，希望通过自己的精心照料和治疗，可以使"野孩"变得文明起来。但是，那个像动物一样奔跑和吼叫的男孩，虽然最后能像人一样吃饭走路，却始终未能像正常人一样说话，与人交往。——译者注

的案例①，引导人们得出一个自然的结论：语言暴露必须发生在生命的早期，否则语言就会无法发展。

其他关于语言发展关键期的证据有的基于脑损伤个体的研究：人们发现相较于发生在幼年时期的意外脑损伤，发生在成年期的脑损伤对语言功能的损害将更为严重。最引人注目的证据则来自那些父母有正常听力的聋孩子（聋孩相对野孩子的研究优势在于，在这种研究情景下，缺乏语言输入不会和极端的社会剥夺相混淆）。这些父母听力正常的聋孩在上小学前通常缺乏良好的手语信号输入，他们不像那些生命早期就暴露在大量手语环境中的孩子（比如父母聋哑通过手语交流的孩子），其对手语的学习不会像学习"母语"那样顺畅（Grimshaw, Adelstein, Bryden, & MacKinnon, 1998; Mayberry & Eichen, 1991）。

在语言关键期的研究中，第二语言的学习是另一个重大且更具争议的领域。根据 Singleton 和 Lengyel（1995）的研究，年幼的孩子在最终掌握第二语言中更具优势。此外，本土的发音方式很难被后来的语言学习者习得，但是在词汇和句法上，青少年和成年人均可以熟练掌握外语（Robertson, 2002）。所以，尽管第二语言学习存在某些特定的"关键期"，尤其是在发音上，但是证据也同时表明，那些较晚的学习者是有能力很好地掌握并运用第二语言的。

关键期之后，学习的机会之窗在语言学习领域似乎仅仅是变窄而已，但是这一结论在视觉发展过程中却不再适用。诺贝尔获得者 David Hubel 和 Torsten Wiesel（1970）的研究发现：一只在出生时便在一只眼睛上被罩上眼罩的小猫，当后来眼罩被摘除后，永远无法恢复这只眼睛的视力。这证明了视觉皮层的发展存在真正的关键期。

当然，我们对于敏感期的研究仍在不断进行，尤其着力于青少年发

---

① 1957 年，Genie 诞生于加州。不久后，父亲发现她患有精神残疾，于是便残忍地将其与外界隔绝开来。Genie 被锁在一间黑屋子里，或被绑在小儿床上，或被锁在厕所里，总之被禁止与外界有任何往来，每天靠稀少的食物维生。她 13 岁那年，当政府发现这起虐待案时，她已经没有语言能力，走路姿势也极其怪异。许多医生试图研究她并且恢复她的社会能力，但都没有成功。根据 2008 年 ABC 电视台报道，Genie 在精神病院里生活，并且彻底失语。——译者注

展领域。最近的研究发现大脑的结构与功能在青春期和成年早期仍然在发生变化（Dahl, 2004; Giedd, 2010）。

根据之前描述的例子，尽管我们承认在特定领域有关键期存在的证据，但大多数学习领域的关键期都没有被科学实证。同样缺乏论证的还有这样的观点：在关键期或者敏感期过去之后，没有必要再去学习新的信息。过了关键期以后的学习就是做无用功？当然不是！这种观点只适用于极少或者极端的领域。所以，如果你老大不小却仍想学吹低音大号，现在就去报班进修吧，并不会迟哦！

○ 最近的研究发现大脑的结构与功能在青春期和成年早期仍然在发生变化。

我们只用了 10% 的大脑

现代大众传媒似乎非常乐于科普人类大脑是如何运作的。不过，令人既惊奇又遗憾的是，某些伪科学仍在公众头脑里根深蒂固。比如依然有许多人认为我们大脑的 90% 没有被激活（Higbee & Clay, 1998）。华盛顿大学的神经科学家 Eric Chudler（2010）提供了几个关于这个伪命题的可能来源，其中就包括 Karl Lashley 在 20 世纪 30 年代的工作。当时，Lashley 发现老鼠在被移除了大面积的大脑皮层之后，仍旧有能力完成特定任务——当然，这可能只是众多被误解和夸大的研究中的一个，许多研究被简化和错误理解，人们便想当然地得出了人类大脑的大多数区域没有被激活的错误结论。

事实上，我们利用了我们全部的大脑！从神经影像学的研究中，我们可以发现在各式各样的任务中全脑的激活。Chudler（2010）指出，功能性神经影像通常只标记出大脑在特殊任务中活动的差异（彩色的部分），而大脑影像图片中看上去黑色的部分，实际上仍是激活的，它们仅仅是没有对研究中的特殊的任务有响应而已。因此，当图示看上去仅有一小块区域激活，并不代表着作为整体的大脑活动就仅仅发生在图片中发亮的部分。

○ 我们利用了我们全部的大脑。

老师需要评估每一个孩子的学习风格，并且据此教学

一个新近在教学领域被拆穿的神经迷思是被称作"学习风格"的概

念。学习风格理论假设不同的孩子倾向于利用不同的感觉进行学习，例如视觉、听觉或者动觉的方法。根据这个理论，教师需要将他们的每个学生根据偏爱的风格进行分类，并且调整教学策略去迎合孩子们的学习风格。

这个神经迷思显然已经被广泛传播：在一项调查中，大概有90%的人认为每个人都有其偏爱的学习风格（Willingham, 2009）。Willinham认为，这个误解可能是由于人们对多元智力和左右脑加工理论的一些模棱两可的认识。更不幸的是，本该仅在课堂上被谨慎运用的学习风格理论却被教育产品的供应商们野心勃勃地大肆宣扬。他们鼓励对孩子学习风格进行评估与分类，为特定群体设计特殊的教学计划。显然，学习风格理论已被教育者作为差异教学和因材施教的理论基础。但是在一个大范围的研究综述中，Pashler, McDaniel, Rohrer 和 Bjork（2008）发现，没有证据表明采用学生喜欢的学习风格进行教学，学生的表现会更好。

Pashler 和他的同事（2008）指出，融合多种教学法似乎仍然是教育任何孩子的最有效方式，基于课程或者教学内容而使用多样化的教学呈现是一种有效的教学策略（而不是将学生分类后使用某一种所谓针对性的方式）。至于为了满足个体需求，存在其他更有效的差异化教学手段，比如根据学生们掌握的不同的先验知识、讲授内容的背景知识、学生技能水平与兴趣水平进行差异化教学，并注重学生学习差异以及个性化的教学目标等。

> ○ 没有证据表明采用学生喜欢的学习风格进行教学，学生的表现会更好。

我们生而拥有所有的脑细胞，一生都不会改变

我们中的很多人相信大脑是一个静态的器官，不会发生任何显著的变化。这是一个急需破除的重要误解！因为这种观念可能会影响教师们的对学生学习能力的态度和认知（比如认为笨学生永远是笨学生）（Hardiman & Denckla, 2010）。事实上，人脑是一个极其神奇的器官，它拥有发生无数变化的能力，并且其改变的过程会持续终身。

> ○ 人脑是一个极其神奇的器官，它拥有发生无数变化的能力，并且其改变的过程会持续终身。

教育者需要了解的神经和认知科学中的重要话题

现在，我们已经破解了一些颇为有害的神经迷思。我将转而探讨教育者必须了解的神经和认知科学的基本话题，从理论层面到教学实践层面进行简单的探讨。这些话题也会在后面关于以脑为导向的教学模式的各个部分中继续被讨论。

可塑性

可塑性是一个解释脑如何根据经验进行调整的神经科学术语。学习过程涉及感觉输入或者动作之后，神经突触间连接强度的改变。在我们的整个生命过程中，神经元细胞都在延展新的树突，生长新的轴突，形成新的突触连接，修正或者剪切已经存在的神经连接。基因和外部环境之间的相互作用使我们的大脑随着我们的经验不断改变（Shonkoff & Phillips, 2000）。就像肌肉会因为我们不断地锻炼而得到增强，大脑的网络连接也会因为我们的不断使用而增强。

○ 就像肌肉会因为我们不断地锻炼而得到增强，大脑的网络连接也会因为我们的不断使用而增强。

神经生成

在不久之前，大多数的神经科学家还相信，尽管神经细胞之间的连接在我们的生命中持续增加，大脑本身却不会产生新的细胞。但是，这种观念现在已经发生了变化。神经生成的发现，即特定脑区中新细胞的生成，代表着我们在理解人类大脑过程中的巨大突破。在动物研究中，研究者们已经证明了在小脑和其他重要脑区中（比如同记忆有关的海马，Gould et al., 1999）脑细胞的生成。此外，开始有研究发现，神经生成可以通过锻炼、加强营养、减少压力等方式得到增强（Kempermann, Wiskott, & Gage, 2004）。

○ 神经生成的发现，即特定脑区中新细胞的生成，代表着我们在理解人类大脑过程中的巨大突破。

情绪和压力

关于大脑结构和功能的研究揭示了认知与情绪之间复杂的相互作用。

Jill Bolte Taylor，作为一个从严重中风中康复的神经科学家，能更好地诠释这种情绪和认知间的交互。她在自己的治愈实录中这样写道，"尽管我们中的许多人可能认为自己是'会感受的思维动物'（thinking creatures that feel），但是在生物学上，我们其实是'**会思考的感觉动物**'（feeling creatures that think）"（Taylor, 2008）。

我们中的许多人在教师培训项目中接受了这样的教育：理智与情感不应该混同。在学校和课堂中，我们竭力关注认知过程的发展，情绪情感必须让位于我们的学习。但是，现在我们知道，将情绪和学习过程分开是不可能的。我们将会在"脑 – 目标 1——为学习营造情绪氛围"的章节中深入探讨这个话题。

学习中注意的作用

调整注意力到相关任务（甚至任务中的某些因子）上的能力几乎影响着学习过程的方方面面。Posner 和 Rothbart（2007）区分了三个神经网络，即三个涉及注意行为的相互连接的脑区系统：(a) 警觉网络——允许我们保持警觉状态；(b) 朝向网络——帮助我们注意到感觉事件(c) 执行网络——在特定事件中维持注意。他们的研究指出需要意志努力的注意控制从幼年便开始发展一直持续到青少年时期。此外，他们还发现，当被试接受了特定的、要求注意控制的训练任务后，注意过程的神经活动模式发生了变化，注意力在行为测量上也得到了增强。后面关于"脑 – 目标 2"的章节会阐明如何改造课堂环境，从而最大化孩子们的有效注意行为。

○ 需要意志努力的注意控制从幼年便开始发展一直持续到青少年时期。

执行功能

执行功能①被描述为一组基本认知加工过程，强调对进行中的、目标

---

① 执行功能指个体的许多认知加工过程的协同操作，在实现某一特定目标时，个体所使用的灵活而优化的认知神经机制，包括计划、工作记忆、冲动控制、抑制、定势转移或心理灵活性以及动作产生和监控等一系列功能。——译者注

导向任务的调控以及高级思维技巧的运用。这些基本的功能通常同大脑额叶的神经加工过程有关，包括保持工作记忆中的信息，启动、抑制一个动作，转换视角或者注意等。这些功能让我们能够完成复杂的动作，例如制订计划、组织过程、自我监控和情绪调节。许多被诊断为注意缺陷多动障碍（ADHD）的孩子会表现出一项或者更多项同执行功能相关的技能的缺损。

值得注意的是，执行功能在绝大多数的学习中至关重要，这个话题将会在"脑－目标5"的章节中被讨论。在该章节中，我们会关注高级思维过程和知识应用。而执行功能在要求形成新颖连结、要求对信息进行灵活运用的学习情景中变得尤其重要。

○ 执行功能在要求形成新颖连结、要求对信息进行灵活运用的学习情景中变得尤其重要。

运动和学习的重要性

运动在认知和学习中的重要性很早就被发现了。蒙台梭利（1967）指出"我们这个时代最大的错误就是把运动当作运动本身，当作与其他高级功能分离的东西……心智的发展是与我们的运动有紧密关联的，并且心智发展可能依赖着个体运动的发展"。

与蒙台梭利的观点相一致，在最近出版的一本名为《星火》（*Spark*）的书中，John Ratey（2008）揭示了运动和锻炼不仅仅能产生让我们心情愉悦的化学物质，而且深刻影响着个体认知发展的许多方面。物理运动能促进特定化学成分的产生从而巩固记忆，也能促进海马中新神经元的发展。

在接下来对以脑为导向的教学模式的探讨中，我们将会看到运动如何影响注意过程（脑－目标2），在重点关注创造性学习和艺术学习的"脑－目标4"中探讨运动对于知识的获得与保持的作用。

艺术和学习

尽管在我们的学校系统中，艺术课程的数量似乎在大量缩减，但是却有越来越多的研究证明在教学环境中，艺术参与能够给学习带来重要的积极效应。艺术作为一种创造性活动，除了能够丰富孩子们的体验与经历，更是被证明能够通过多种方式给学习本身带来益处。比如，达娜基金会 ① 艺术与认知联盟的带头人 Michael Gazzaniga（2008）发现了艺术学习与包括注意力在内的一系列认知能力的紧密关联。此外，James Catterall（2009）发现，那些有艺术课程训练的年轻人同那些从来没有过艺术训练的群体相比，在学业水平和社会行为上有着显著的区别。此外，研究也证明了哪怕只接受相对少量的音乐训练，大脑的结构也会发生变化（Hyde et al., 2009）。Hyde 和他的同事发现那些仅接受了 15 个月音乐训练的学生也展现出了大脑特定区域功能的显著变化，这些区域的变化与音乐相关的运动和听觉技能的提升有关。

通过搭建艺术与学习之间的关联，"脑 – 目标 4"探讨了将艺术融合到教学中可能使信息得到更长时间的保持，并且使我们拥有更稳健的心理习惯与迁移学习的能力。

○ 哪怕只接受相对少量的音乐训练，大脑的结构也会发生变化。

青少年、睡眠与学习

神经和认知科学领域的研究正在逐步阐明青春期大脑的变化以及这些变化所伴随的神经活动模式。美国国家卫生研究院（National Institutes of Health, NIH）② 的研究员 Jay Giedd（2009, 2010）指出青春期带来的巨大脑变化：相较于青春期之前的孩子，青春期少年在各项任务的完成中，其各个脑区之间出现了更多的关联互动，而脑内的灰质容积却显著减少，此外，边缘系统和前额叶执行功能系统的连接平衡也在青春期发生改变。Ramsden 和他的同事们（2001）在生物和行为两个层面都证实了青少年

① 达娜基金会（The Dana Foundation）：是一个成立于纽约的私人慈善组织，致力于发展脑科学研究以及教育，提升公众对相关脑科学研究潜力的认识。基金会的主要目标是：（a）深化当前对脑功能的理解；（b）加速脑功能障碍治疗方法的发现；（c）破除社会和教育领域中对于脑功能障碍的污名。——译者注
② 美国国家卫生研究院，是美国最高水平的医学与行为学研究机构，位于美国马里兰州贝塞斯达（Bethesda），初创于 1887 年，其任务是探索生命本质和行为学方面的基础知识，并充分运用这些知识延长人类寿命，以及预防、诊断和治疗各种疾病和残障。——译者注

显著的大脑可塑性：他们发现了少年们的言语智力和非言语智力分数在青春期期间的变化（可能更高或者更低），而这些分数的变化则与言语或者非言语加工过程相关的局部脑结构的变化相关联。

除了神经和认知加工过程的变化，青少年的一般睡眠模式也表现出与青春期前的显著不同。青少年的昼夜节律开始出现一种夜晚更迟的睡眠启动以及清晨更迟的意识唤醒（更晚睡，更晚醒）的趋势（Dahl, 2004）。这样的发现要求我们略微推迟白天开始上课的时间，去适应这个时期青少年的睡眠模式。

脑的改变也可以用来解释青少年为何会从寻求父母赞同转变为更渴望同伴赞同，以及解释青少年寻求刺激行为的倾向（Giedd, 2009）。我们希望这些领域的研究进展可以被用来协助教育者和养育者们更好地理解和预防孩子们在青春期的潜在问题。作为人类发展的敏感时期，青春期往往伴随着突然增高的各类疾病的发病率以及死亡率，因此我们需要给予更多的关注。此外，我们会在脑－目标1的部分探讨青少年的情感发展。

○ 青少年的昼夜节律开始出现一种夜晚更迟的睡眠启动以及清晨更迟的意识唤醒（更晚睡，更晚醒）的趋势。

创造性

作为21世纪人才的必备技能与核心品质，创造力已经成为一个热门的研究问题和大众传媒乐于探讨的话题。在美国《新闻周刊》[1]特别版中，Bronson和Ashley Merryman（2010）指出：尽管在过去的三十年中，孩子们的整体智力分数提升了，但是创造力水平却在降低。他们引用了一个调查分析，发现超过30万的孩子和成年人的Torrance测验（一个相当流行的测量创造力思维的测验）分数降低了。Sir Ken Robinson（2001）认为高利害风险的考试以及与之相关的各种内容标准的大幅度提升正在压榨孩子们的创造力。

---

[1]《新闻周刊》（Newsweek）：一份在纽约出版，在美国和加拿大发行的新闻类周刊。美国时政杂志中因评论优秀而获得荣誉最多的周刊，与《时代周刊》《美国新闻与世界报道》并称为美国三大新闻周刊。——译者注

当教育者们仍在想尽办法为已经超负荷的课程中增加一些创造性活动时，科学家们早已大踏步地进行了相关的研究。认知神经科学已经开始探讨，相较于传统的依赖死记硬背的学习，当人们更多地参与到创造性、自主性的活动中时，大脑信息加工过程会发生怎样的变化（Berkowitz & Ansari, 2010; Chávez-Eakle, Graff-Guerrero, García-Reyna, Vaugier, & Cruz-Fuentes, 2007; Fink, Benedek, Grabner, Staudt, & Neubauer, 2007; Limb & Braun, 2008）。

在对脑－目标5的讨论中，我们将要深入关于创造力的这些研究，从神经影像水平到行为水平。我们也会探讨教师们如何才能授予学生深层次的知识，从而使学生们不仅仅停留在信息的获得上，而是进一步发展出创造性思维以及问题解决的能力。

下一章节，我们提供了一个大脑结构和功能的基本的综述和一些重要的研究信息。它们是以脑为导向的教学模式的重要依据，能帮助我们更好地理解以脑为导向的教学模式的各个部分。

○ 高利害风险的考试以及与之相关的各种内容标准的大幅度提升正在压榨孩子们的创造力。

第二章
脑的结构和功能

在我的第一本书的相似章节中，我认为知晓脑的基本结构并不是实施以脑的工作原理为基础的教学方法的必要条件。但是，在观察和研究了脑科学发现如何帮助改进教学后，我相信教育者至少需要了解一些脑的结构和功能知识，才能将脑科学的成果整合到教学实践中。神经和认知科学研究正在使儿童学习的机制逐渐清晰，因而关于脑的工作机制的基础知识应该成为教师培训项目的重要组成部分。尽管教师并不需要高深的神经科学理论，但是了解脑的结构和功能的基本知识将使教育者更好地使用科学研究成果。例如，这些知识将使教育者更好地区分真正有用的知识和只负责吸引眼球的"神经迷思"。因此，让我们来开始一段了解人脑的简短旅程。这段旅程从脑的基本组成和功能开始，而后进入脑的组织结构的更多细节。

○ 了解脑的结构和功能的基本知识将使教育者更好地使用科学研究成果。

关于脑的基本发现

人的脑看起来像核桃的形状，和西柚差不多大。脑的重量稍稍小于3磅[①]，多数重量来自水（大约78%）、脂肪（大约10%）和蛋白质（大约

---
① 1 磅约为 0.9 市斤。——译者注

8%）。脑的重量约占身体总重的 2.5%，它的能量消耗大约占全身能量消耗的 20%，这个比例是其他身体器官的 10 倍。

脑是人类神经系统的一部分，它负责接收、处理和存储信息，以协调人的行动。神经系统可以被划分为两个主要部分：中枢神经系统和外周神经系统。中枢神经系统包括脑和脊髓，外周神经系统由遍布全身的感觉和运动神经元组成。中枢神经系统就像一个指挥，负责存储和分析从外周神经系统接收到的感觉信息，并且指挥运动和化学的反应。外周神经系统向中枢神经系统发送感觉信号，并且将中枢神经系统发出的运动信号传递给肌肉、腺体和器官。

○ 脑是人类神经系统的一部分，它负责接收、处理和存储信息，以协调人的行动。

脑细胞：神经元和神经胶质细胞

脑由几千亿个细胞组成，细胞分成两种类型：神经元和神经胶质细胞。

神经元

神经细胞，也称为神经元，通过电化学途径接收和传送信息到其他细胞。神经元看起来像一个长出许多芽的球茎一样，有一根长尾巴。典型的神经元由一个细胞体（球茎）、树突（许多的芽）和一个轴突（长尾巴）组成。它的每个部分都有特定的功能。神经元的细胞体像其他细胞一样负责代谢功能，在细胞膜中包含了细胞质，其中有许多分子。神经元的轴突和树突是它区别于其他细胞的独特特征。此外，神经元的细胞体除了代谢功能外，还负责处理或"加和"（sums up）它从其他神经元接收到的信息，并且以发送自己的信号的方式做出响应。

细胞之间的这种沟通过程是脑发挥功能的最本质机制。神经元"放电"时就在传递信号，信息以电脉冲的形式从细胞体向外沿着轴突传送。在一个神经元的轴突与另一个神经元的树突间有一个很细微的缝隙，称为神经突触。神经元间的沟通是通过突触进行的。一些突触直接传输电脉冲，另外一些突触通过生物化学过程传递信号。神经元轴突上的电脉冲使轴突末端的液囊释放出一些化学物质，叫作神经递质。这些神经递质与神经突触接收端（另一个神经元的树突）上的特殊接收器（受体）

○ 每个神经元都与几千个其他神经元连接，因此细胞间的沟通过程构成了非常错综复杂的神经通路。

结合，从而实现从一个神经元到另一个神经元的传递。每个神经元都与几千个其他神经元连接，因此细胞间的沟通过程构成了非常错综复杂的神经通路。

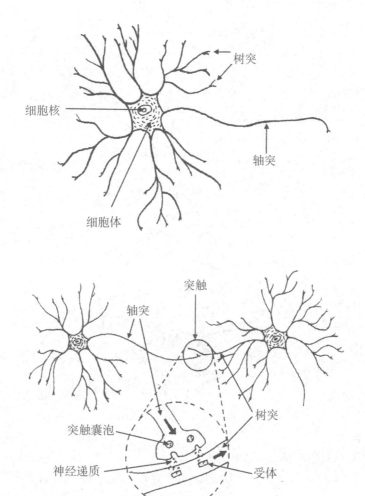

神经胶质细胞

胶质细胞或神经胶质细胞占据了脑的一半多的体积，并且在数量上远多于神经元。胶质细胞的名字来源于希腊词汇"胶"，这些细胞的一种功能就是为神经元提供结构支撑（Gazzaniga, Ivry, & Mangun, 2009）。胶质细胞的另外一个重要功能是髓鞘的形成。髓鞘是包裹在神经元轴突外的脂肪鞘。髓鞘是保护轴突，使其与外界绝缘的重要组织，它使电脉冲能更快速地沿轴突传递，从而使脑细胞间的信息沟通更有效率。因为髓鞘是白色的，所以这些细胞被称作脑白质。

大脑的组织结构

在我们综述脑的三个主要部分——间脑、边缘系统和大脑（见第23-25页的图）——之前，我们应该注意到，脑有两半或者称两个半球，以下讨论的多数脑结构成对出现在左、右半球的相应区域。

间　脑

间脑由脑桥、延髓和小脑组成，被认为是进化中的人脑中最老的部分。

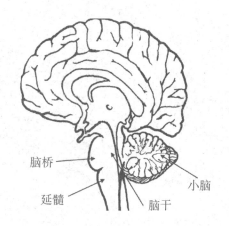

脑桥和延髓

脑桥和延髓控制自主功能，如呼吸，心跳节律，以及觉醒、睡眠等意识状态。它们控制感觉处理，包括听觉和视觉的感觉，控制脸、嘴、咽喉、呼吸系统和心脏的运动。脑桥和延髓位于脑的中线上，因而不是成对出现的。

小脑。尽管小脑体型较小，有时被称作"小大脑"，但它在脑和身体的工作中起重要作用。小脑只占据整个脑的体积的10%，却拥有大约110亿个细胞，负责控制重要的运动和感觉处理（Pinel, 2000）。小脑对身体的平衡、姿态、行走和动作的协调具有核心作用。你可以不经思考，正好击中网球的中心，这是由于小脑在起作用。自动化地完成任务的能力，如骑自行车、驾驶汽车、书写，都严重依赖于小脑；这种自动化的肌肉记忆使高等的皮层区域有机会处理新的信息（Ratey, 2008）。最新的发现揭示，小脑可能具有远多于肌肉记忆的功能。小脑损伤的病人在言语任务上出现困难（Ivry & Fiez, 2000），也在情绪调节方面有困难（Schmahmann, 1997）。脑成像研究发现，缺乏冲动控制能力的患注意缺陷多动障碍的儿童在小脑体积上有所减少（Castellanos et al., 2002）。

○ 你可以不经思考，正好击中网球的中心，这是由于小脑在起作用。

边缘系统

从间脑向上，我们可以找到边缘系统。它由一组对情绪处理、学习和记忆起重要作用的结构组成。我们在这里讨论的结构包括丘脑、下丘脑、海马和杏仁核。

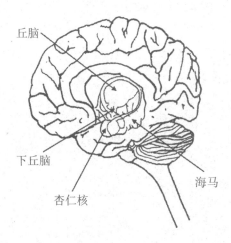

丘脑

下丘脑

杏仁核

海马

丘脑。在脑的核心有一个胡桃大小的结构，它的角色类似于交通警察，负责指挥来自各种感官（除了嗅觉）的信息流向脑的其他部分以进行进一步处理。

下丘脑。这个结构相当于一个中继站，它监视来自自主神经系统的信息。它调节身体的功能来维持动态平衡。例如，当身体的温度升高时，下丘脑将增加排汗，以降低身体的温度。下丘脑还调节内分泌系统和一些情绪的处理。

海马。这个结构的形状就像大海中的海马。海马可以被想成是记忆系统中的驮马。它保存刚刚发生的记忆，并且将记忆固化到长时记忆系统中。

杏仁核。这个像杏仁形状的结构主要与情绪状态和情绪的处理有关。尽管多种神经系统都参与了情绪信息的处理，杏仁核被认为起了关键作用（Gazzaniga et al., 2009）。杏仁核尤其参与了我们对恐惧情境的响应。有趣的是，从外界环境中提取的感觉信息首先到达杏仁核来进行情绪处理，然后才到达进行理性思考的大脑皮层（Sapolsky, 2004）。更具体地讲，根据 LeDoux 的研究（1996），杏仁核早于大脑皮层 40 毫秒接收到刺激。这个发现说明对刺激的恐惧反应早于任何有意识的、经过思考的反应。

大　脑

大脑是脑中最大的区域，占到脑重量的 80% 以上。它分为两半，被称为大脑半球。左半球和右半球由一捆粗大的神经纤维束连接，这个结构称为胼胝体。胼胝体包含 2 亿个紧密压缩的神经元轴突，它们是两个大脑半球沟通的桥梁。在每个大脑半球内，大脑皮层被分为 4 个叶，每个都与特定的脑功能有关。

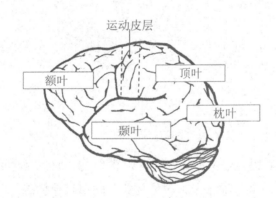

枕叶。枕叶位于脑的后部，接受和处理视觉刺激以及它们的属性，包括颜色、亮度、视觉定向、空间定向和运动（Gazzaniga et al., 2009）。

颞叶。颞叶位于耳朵附近并稍稍高于耳朵。这个脑叶是初步处理声音刺激的。左侧的颞叶包含维尔尼克区，它是处理口头语言的几个特异化脑区之一。

顶叶。顶叶位于每侧大脑半球的顶端和边缘，它负责处理诸如痛、身体位置、温度知觉、肢体位置和触觉等感觉信息。

额叶。额叶被认为是思维的中心，它包括前额叶和运动皮层。前额叶与执行功能有关联，如计划、执行有意识的行动和一致反应。运动皮层位于前额叶和顶叶之间，它含有一些大脑皮层中最大的神经元，这些神经元有长达数英尺的轴突伸向脊髓（Gazzaniga et al., 2009）。

大脑半球差异

如前一章所指出的，大脑左、右半球在信息处理上的差异是从"裂脑"研究中发现和广为传播的。在"裂脑"研究中，为了减少病人癫痫发作而切断了其两个大脑半球的联系。具体地讲，裂脑手术切断了作为两半球间的"信息高速公路"的胼胝体（紧密捆绑的神经纤维）。早期的关于脑功能的不对称性观点认为左半球负责言语和"线性的"信息处理，而右半球负责空间的和"整体的"信息处理。

但是新近发展出的对大脑半球特异化的观点认为两个半球都参与了多数任务，尽管二者的贡献未必均等（Gazzaniga et al., 2009）。例如，现代的神经影像技术如功能磁共振成像（fMRI）和正电子湮灭断层成像（PET）证实脑的左侧的确在语言处理中起到主导作用，但是神经影像研究也提示右侧半球的区域对语言的一些方面起重要作用，尤其是对抽象想法（Bookheimer, 2002）和韵律的理解，如在演讲中监测情感或语调的能力。

○ 两个半球都参与了多数任务，尽管二者的贡献未必均等。

从研究到实践

左右脑偏侧化的研究展现了一个重要的观点：随着研究的推进，对脑的工作机制的主流观点也需要不断演进以反映最新的科学思维。就像我们在上一章看到的，并不存在"左侧"或"右侧"思考者。任何人被称作"左脑人"或"右脑人"都没什么大不了，但基于这个认识或其他不科学的流行理论来设计教学是不明智的。有了对脑的结构和功能的基本认识，教育者就可以避免使用仅仅是流行的关于脑工作原理的观点，而将认知和学习研究中有用的发现转化到教学实践中。

○ 有了对脑的结构和功能的基本认识，教育者就可以避免使用仅仅是流行的关于脑工作原理的观点，而将认知和学习研究中有用的发现转化到教学实践中。

有了对脑解剖结构的基本信息，在下一章中，我们开始学习以脑为导向的教学模式。这个教学框架的目的是辅助教师基于已知的神经和认知科学研究成果来实施教学。

第三章

21 世纪学校的以脑为导向的教学模式

以脑为导向的教学模式（BTT）是一个完整的教学指导框架。它基于神经和认知科学领域的研究而设计，帮助教师们科学地计划、执行、评估教学程序。该模式由六大教与学阶段构成，这些阶段被称作脑－目标或者基于脑的训练目标（brain targets）。简而言之，BTT 就是依据我们当前知道的关于学生如何学习与思考的知识，来进行有针对性的教学。

就如前面章节所提到的，认知与学习领域的科学发现，完全可以也应当被用来"武装"教育者们的头脑。但是，如果缺乏指导性的框架，想利用好这些研究结论并将其融入到具体教学中将是一件颇具挑战的事情。BTT 模式综合了相关的研究，使之成为一个关联紧密且具有实践性的教学系统。从幼儿期到成年期，我们学习生涯中被证明有效的教学实践都被利用起来。就其本身而言，BTT 既不是一种课程设置，也不是一个独立的教育产品，而是将大多数有效的教学项目和实践结合起来，指向一个或者多个脑训练目标（脑－目标），就像通用的学习设计（Rose & Meyer, 2002）或者教学框架（Danielson, 1996）（见附录一：以脑为导向的教学模式与认知分类系统、教学标准和学习框架的对应关系）。

○ 如果缺乏指导性的框架，想利用好这些研究结论并将其融入到具体教学中将是一件颇具挑战的事情。

尽管每一个脑－目标被表征为相对分离的部分，但是这六个部分之间却是相互关联的。因此，不能将这个模式看作线性的，而应视其为一个有机的系统，它能够为教学者提供指导与方案，其作用会从课堂的层面延伸到整个学校系统。

当然，BTT 方案的根本目标不仅仅是教育学生掌握学习内容，更重要的是使学生能够创造性地运用知识解决问题。这种创新性被当作 21 世纪人才的必备技能与核心素质。此外，BTT 模式中同样核心的部分还有对学习过程中情感气氛和物理环境的关注，开发有效的教学设计使学生拥有综合化、全局化的思维，进行持续性的学习评估，运用艺术训练来增强对知识的记忆与巩固，发展概念（而不仅仅是表层的知识）以及培养学生进行高阶思维。我们会在下面的部分对每一个脑－目标进行简单的描述。

○ 不能将这个模式看作线性的，而应视其为一个有机的系统，它能够为教学者提供指导与方案，其作用会从课堂的层面延伸到整个学校系统。

以脑为导向的教学模式总览

脑－目标 1：为学习营造情绪氛围

以脑为导向的教学模式的第一个目标，首先须从探索情感与学习的相互关系开始。近年来，神经与脑科学越来越多地关注情绪领域，并且有所建树。理解各种积极或者消极情绪的产生与唤起，理解它们在注意、记忆、高级思维过程中的影响，将是教育者们要上的重要一课。当前的研究已经证明了压力对于学习的消极影响，其影响会作用于我们一生的学习过程，从产前的阶段、儿童早期，到青春期、成年期。而与之相对应，积极的情绪也同样被证实能提升我们的学习成绩。这些研究所传递的教学指导策略就是营造积极的、快乐的、有目的的学习氛围。此外，我们也思考了一些能直接用于学习实践中的方法，这些方法能使学习者产生与课程目标的情感连结，从而使学习变得更富有意义。

○ 积极的情绪也同样被证实能提升我们的学习成绩。

脑－目标 2：为学习创造良好的物理环境

就像课堂中的情感氛围能够改造学习过程，物理环境作为我们的第二个脑－目标同样可以影响学生的注意力以及对各种学习任务的参与程度。我们会探讨课堂上的新异刺激如何吸引学生们的注意，以及如何利用一些教学策略，例如改变座位安排和教室的摆设来实现这个目标。此外，我们也同样鼓励把秩序感和美感带到教室中去。

○ 新异刺激能吸引学生们的注意。

脑－目标3：设计学习体验

学习科学（learning science）通过信息加工的观念探讨我们的认知过程——如何在各种感觉输入中创造意义和发现关联。脑－目标3就是基于这样一个观念：我们利用先前的知识将刺激归类，并将以往的知识与新的知识相结合从而进行思考和学习。认知科学告诉我们：知识是通过整体的理解和宏观的概念去组织的。因此，我们设计的学习体验使用了视觉表征的方式展现给学生一个整体图景（big-picture）以及新概念和旧知识的联系。我们需要向学生示范学习目标和日常活动如何关联，并且让学生习得有针对性的内容、技能和概念。

○ 知识是通过整体的理解和宏观的概念去组织的。

脑－目标4：教授掌握内容、技能和概念

教育学生就是假设学生能够获得知识，掌握技能和概念，拥有充实而富有成果的人生，成为一个终身的学习者。对内容、技能和概念的学习需要对信息的保持以及有意义地利用。脑－目标4探讨了学习和记忆之间的联系，综述了信息和经验如何在大脑的记忆系统中被加工——编码、存储和提取。认知科学和心理学的研究揭示了影响长时记忆的各种操作。当我们讨论在教学内容中整合视觉和表演艺术是如何增强知识的保持时，我们会考虑到这些"记忆效应"。

○ 认知科学和心理学的研究揭示了影响长时记忆的各种操作。

脑－目标5：教授知识的扩展和应用

21世纪的课堂教学一定不能停留在让学生们掌握知识、技能与概念的阶段，应当努力提升学生们在真实世界中运用知识解决问题的能力。21世纪学习的标志就

○ 21世纪学习的标志就是展示出创造性及创新性思维的能力。

是展示出创造性及创新性思维的能力。脑－目标 5 关注了越来越多的创造力研究，以及研究结果如何指导教学，使学习体验能够提升学生的发散思维及问题解决能力。

脑－目标 6：评估学习

评估学习是教学过程中的关键环节。在脑－目标 6 中，我们将探讨那些显示持续性评估能增强学习和记忆的研究。我们也会思考如何扩展传统的评估方法，包括学生档案的利用、学生的作品以及学业成绩。

○ 持续性评估能增强学习和记忆。

以脑为导向的教学：从研究到实践

从第四章到第九章，我们将深入探讨以脑为导向的教学模式中的每个部分。对于每个脑－目标，我们会首先综述那些指向脑－目标的神经、认知科学以及教育学的研究成果，然后示范如何将研究应用到实践中去。每个章节后都附有基于研究成果的教学策略。这些策略会嵌套在文本中，同时也会呈现在由专家教师所撰写的特殊章节中。这些专家教师曾经利用 BTT 模式在义务教育以及高等教育中进行教学。下面我们介绍两位教师，他们设计的 BTT 教学单元将会贯穿全书。Clare O'Malley Grizzard 描述了一种适用于低年级的语言艺术教学单元；Suzanne McNamara 示范了一种高中生物课堂上的教学单元。随着这些单元的具体内容在各个章节中的逐渐展开，将为如何利用 BTT 模式改进传统的教学方案、深化学生的学习等提供丰富的例证。

以脑为导向的教学单元在课堂中是怎样的？

学习单元

在野外独自生存：学习小说《手斧男孩》①

年级／教学内容： 5 年级／语言艺术

作者： Glare O'Malley Grizzard

单元首要目标： 学生通过分析篇章、情节、中心思想和意象，增强阅读理解的语言艺术技能。

作为一个视觉艺术老师和艺术整合专家，我期待能有机会通过跨课程的教学计划将艺术带入到传统的课堂教学中。这个单元是我与另一位经验丰富的五年级语言艺术老师 Linda Bluth 共同完成的。已经有 29 年教学经验的她通过这次尝试也认识到了一种全新的教学方法，即通过 BTT 模式让学生真正融入学习。

我们的目标相当简单：

- 让学生们回归到爱上阅读的状态。这种状态因为沉重的备考压力和应试教学几乎已经在今天的课堂中消失殆尽；
- 教学生共情，让学生们能够与小说中的人物形成情感上的共鸣；
- 重燃教师的热情。教师能与他的学生们分享生命经历，对文章进行更为深刻而有意义的探索。

Gary Paulsen 的小说《手斧男孩》讲述的是一个叫 Brian 的男孩的故事。Brian 是一架小飞机上的唯一乘客。由于一场意外，飞机摔落在杳无人烟的加拿大荒野。尽管他幸免一死，但密林深处危机重重，生存陷入困境，而他手边只有一把手斧。他遭遇了一连串险象环生的危险，龙卷风、麋鹿的攻击、食物中毒、骷髅、熊、废墟……Brian 在这个过程中学

①《手斧男孩》(*Hatchet*) 是 1987 年美国纽伯瑞文学奖获奖作品，作者为 Gary Paulsen，作品讲述一个年轻人荒野求生的故事。共有 5 部。——译者注

习如何尊重自然、适应环境、自力更生以及解决问题。这篇小说提供了极为丰富的材料去帮助孩子们探索成长的主题、实现文学目标以及培养共情。

　　基于这个故事的授课活动让 Linda Bluth 和我都意识到艺术带来的课堂革新动力。教学过程没有那些半吊子的学术内容和所谓的阅读目标，学生都能参与到创造性的工作中去。因为孩子们仿佛身临其境地进入到小说中去探险，整个学习过程非常活跃与自觉。而孩子们的作文更是表现出他们对这个故事的深刻理解，他们能够轻松使用描述性语言，表达个人观点。作为教学者，Bluth 女士和我也似乎和孩子们一样经历着这种来自革新的奇妙感受。利用 BTT 模式，我们开发出一些策略和手段去实施教学合作计划，并且在合作中发挥我们的各自所长。我希望你能够享受这本书中关于脑 – 目标的描述，并且乐意把我们的教学单元搬进课堂。

○ 没有那些半吊子的学术内容和所谓的阅读目标，学生都能参与到创造性的工作中去。因为孩子们仿佛身临其境地进入到小说中去探险，整个学习过程非常活跃与自觉。

——Glare O'Malley Grizzard

学习单元

基因和遗传——跳出庞纳特方格[①]来思考

年级 / 教学内容：10 年级 / 生物

作者：Suzanne P. McNamara

单元首要目标：学生需要将他们对基因和遗传学的理解应用到对当前的医疗和社会热点以及人类多样性的讨论中。

　　我在巴尔的摩度过了我的几乎整个教学生涯。在这期间，我一直绞尽脑汁希望满足我的那群高中学生各式各样的需求。我见证了 BTT 模式作为一种方法帮助我让学生们拥有更高的学习参与度和学习动机，成为学习的真正主人。

---

① 庞纳特方格法（Punnett square method）是由庞纳特（R. C. Punnett）首创的一种棋盘格，用于计算杂交后代的基因型比率和表型比率的方法。——译者注

在刚开始利用以脑为导向的教学单元的时候，我尤其被第一、二、五目标所吸引。我认为将这些元素引入到教学中可以帮助我更好地理解我的学生。在实施计划后，我意识到这个模式能提供给学生更多东西，不仅仅是提升学习参与度而已。BTT模式是一个可信的整体方案，它不仅要求我给学生创造真正领悟学习材料的机会，而且还帮助我更多地关注学生如何才能在学习单元中掌握那些统合概念，而减少对某些"事实"的关注。

> ○ BTT模式是一个可信的整体方案，它不仅要求我给学生创造真正领悟学习材料的机会，而且还帮助我更多地关注学生如何才能在学习单元中掌握那些统合概念，而减少对某些"事实"的关注。

作为一个科学老师，我经常呼吁我们的课堂能够有实践性的、跨学科的教学方法。根据我的观察，当课堂是互动的、有意义的，当学习内容与生活相关时，学生们便能够更好地投入到学习中。更重要的是，这些实践活动能帮助学生们发展出一种全面的技能，使他们成为终身学习者。通过对BTT模式两年的实践，我看到了BTT如何让学生增强学习动机，提升学业成就。当然，一开始我也会担忧，这种形式的整体性教学方案可能并不能很好地适应我们高利害风险的升学考试，但是结果显示我的担忧是多余的。当学生们沉浸到自主学习中时，他们能够发展出关键的思维技能，这种技能不仅体现在单元评估中，也同样能够体现在升学考试中。依据我的经验，BTT模式帮助学生更深地理解、主动探索课程内容，并让这些知识技能更好地保存在头脑中。

我设计并且实践了一项以脑为导向的高中教学单元，它是我为9年级学生设计的以遗传学为主题的课程单元，标题是"基因和遗传——跳出庞纳特方格来思考"。它的目标是帮助学生在话题讨论中应用他们的基因遗传学知识，话题围绕当前的医疗和社会热点，以及人类多样性问题展开。在单元设计中，我没有采用传统的延伸课程帮助孩子们理解学习材料本身，而是更关注寻找某种方式让21世纪的必备技能融入到学习单元中。我的学生们被不断要求将学习到的内容运用到真实世界中去解决现实问题。在意识到这些之前，我的通常做法仅是帮助他们去理解学习材料的真实含义。脑–目标单元帮助我实现提升学生参与度的初

> ○ 脑–目标单元帮助我实现提升学生参与度的初始目标，它也让我意识到非传统的教学方式不仅仅是一个可替代方案，而且是一种更有效率、更能够适应当前学生发展需求的方式。现在，我已经确信我的学生们真正掌握了遗传学知识。

始目标，它也让我意识到非传统的教学方式不仅仅是一个可替代方案，而且是一种更有效率、更能够适应当前学生发展需求的方式。现在，我已经确信我的学生们真正掌握了遗传学知识。

　　尽管我曾对将艺术融合到教学方案中保持谨慎的态度，但是很快我意识到这是一个能有效提升学生创造力、鼓励发散性思维的方法。在我找到将艺术融入到我的遗传学课堂的具体方法之后，我惊喜地发现这些学习机会尤其能帮助学生们理解学习内容，并且以一种颇有意义的方式应用所学。我希望你会乐于更多地了解我在本书第四至九章中分享的学习单元。

——Suzanne P. McNamara

第四章

脑－目标 1：为学习营造情绪氛围

请回忆一下自己的求学经历。回想当你被一位老师或者同学无意中当众羞辱时感受如何？你还能在此之后专心学习吗？在接下来几天甚至几个月，这件事是否会影响你在这位老师课堂上的表现呢？此次经历，你最记忆犹新的部分是什么？

我已经在工作坊、会议和研究生教学课堂上问过无数人这些问题，而回答总是精彩纷呈。比如，72 岁的莎拉生动形象地描述了她 6 岁时的一次经历。莎拉分享她学习数字的兴趣是如何被一年级老师"镇压"了，老师批评她在数到 5 时所犯的错误。她清晰地记得老师说："坐下，下次你想回答问题时要做好准备，不是我们每个人都像别人一样了解数学。"莎拉表示被这样评论后，她很害怕回答这位老师提出的任何问题，特别是数学课上。当我问她这件事是否影响她那个学年的数学成绩时，她的回答在意料之中。她说："这件事影响到我以后整个学生生涯的数学成绩。我逃避这个科目并对未来任何与数学有关的工作信心不足。"莎拉并不是第一个分享自己的故事的人——事隔多年，仍然如此的记忆犹新，并且这件事对她的学业产生很强的消极影响。杰里米分享了一个类似的情景，发生在他上 7 年级时社会研究课堂上的一场口头报告。在整个班级面前，来自老师负面和羞辱性的反馈导致他在中学时代拒绝当众讲话。

我的这种相对冒险的工作坊演示活动对于听众来说可能很奇怪，毕竟，大部分的演讲者希望听众在一场演示中感到愉快，而不是引发他们陷入不舒适的思考中。和很多其他人一样，莎拉和杰里米开放性地分享他们的经历有助于阐明一个至关重要的观点：每一个分享的经历都清楚地表明在学习中，情绪的重要性。当置于上面描述的那种情景中，我们中的大部分人都会遭遇负性或者压力十足的感受，而且我们的注意力也从学习所必需的高级认知加工中偏离了。理解并阻止压力情景下的注意力转移很重要，特别是在学校环境里需要学习的时候。

○ 理解并阻止压力情景下的注意力转移很重要，特别是在学校环境里需要学习的时候。

　　情绪对学习的影响是我们学习 BTT 教学模式旅程的开始。压力影响学习，同时积极情绪能提升学习体验。正如上述的活动和本章所要体现的，营造学习的情绪氛围可能是一位教师每日工作中最重要的事情。在 BTT 模式中，教师通过两个层面来考量情绪氛围。第一，营造班级的基本氛围——从开学的第一天开始——追求一种快乐的、充满创造性并且安全的学习环境。第二，有目的地在一个学习计划中设计活动，让学生与内容建立情感连结①，使这一单元与学生自身具有更多联系、更有意义。在这一章，我们展示神经和认知科学的研究结果，这些研究揭示了情绪与学习的关系，同时这些发现也支持我们为学习建立情绪氛围的观点。

○ 营造学习的情绪氛围可能是一位教师每日工作中最重要的事情。

构成情绪的神经系统

　　为了考量教师如何营造课堂的情绪氛围，我们应该了解大脑是如何加工情绪的——判断负性或者积极的情绪——以及这些功能是如何影响孩子们关注、感知和记忆信息的。尽管现在科学家已经认识到我们加工情绪涉及多个脑的区域，但对大脑情绪反应的研究必须从边缘系统开始，它已经被公认为大脑的情绪中心（Gazzaniga, Ivry, & Mangun, 2009）。杏仁核位于大脑中部颞叶，是边缘系统的一部分，它是处理情绪的重要结构（见一些综述如 Phelps, 2006; Phelps & LeDoux, 2005）。杏仁核不仅参

---

① 连结（connection），同"联结"，指结合在一起。同"连接"不同，"连接"或"联接"指相连邻接。——译者注

与内隐性的情绪反应，比如无预期的可怕事件，还参与外显性的情绪学习，比如学习危险并记住信息。

除了杏仁核之外，外显性的情绪学习还有海马的参与，这是一个记忆所涉及的关键结构。我们可以直觉性地感知到存在于我们记忆之中的情绪性事件。情绪与记忆之间关系的研究说明杏仁核的参与确实能增强记忆（Ferry, Roozendaal, & McGaugh, 1999）。换句话说，杏仁核参与陈述性记忆可以解释为什么相对于日复一日的琐事，我们能记住充满情绪性的事件。

我们如何感知恐惧与威胁

情绪加工以及情绪学习一个重要的方面就是我们的大脑如何应对恐惧与威胁。我们的大脑加工威胁信息，所以我们能对它们进行思考和应对。更基础的细节是，我们从感官接收信息，感觉信号投射到丘脑，然后发送信息到不同的大脑系统来处理，包括皮层——思考中心。同时，丘脑发送到杏仁核来评估这个感觉输入是否包含危险或者威胁。然而，相对于从丘脑传递到皮层的信号通路，丘脑通过一个更快速的通道将信号传递到杏仁核。Joseph LeDoux（1996）称之为"低级通路"，这是一条快速而且下行的通路，让大脑对潜在的危险做好立即反应的准备。相反，信号从丘脑投射到皮层，即"高级通路"，速度较慢但是信号被分析得更加的透彻。高级通路中的信号，一旦被皮层加工，接着也会传送到杏仁核，做出进一步的情绪反应。

危险感知的双路径系统自有妙用。到达杏仁核的快速通道能让我们在清楚地知道危险范围或者危险是否真的存在之前就能对潜在的危险状态做出反应。从进化的角度来看，快速但是不完全的反应系统对生存是必要的，因为它容许生物体应对环境的危险以保护自身。然而，即使快速高效，这一系统并不是为精确评估而设计的。与这种不精确性相一致，LeDux（1996）解释说当我们应对恐惧时，我们的大脑系统事实上会对那些还没有在皮层完全分析的感觉信息做出反应。因此，情绪加工系统大部分存在于杏仁核，它对皮层的影响比皮层对杏仁核的影响更显著，

○ 当我们应对恐惧时，我们的大脑系统事实上会对那些还没有在皮层完全分析的感觉信息做出反应。

这就让情绪唤醒占优势并且控制思维。

当我们感受到危险和恐惧时，并不是只有我们的情绪和思维受到影响。一旦杏仁核感受到威胁，一连串的生理反应随之而来。杏仁核加工的信息触发下丘脑，它可以激活应激激素的分泌，让身体做出战斗或者逃跑的反应，促进身体的改变，包括血压升高、心率增加、肌肉收缩。

这种生物系统——对危险的情绪性加工而激活身体反应——是为适应短暂发生的应激性事件进化来的。我们也许能从军刀般锋利的老虎牙下逃生，或者成为它的午餐。但是在我们的现实生活中，压力经常是一种持续性的事件，持续性应激激素的影响是有害的（比如 Joëls, Pu, Wiegert, Oitzl 和 Krugers, 2004）。我们知道慢性压力能损害身体系统，比如心血管、消化和免疫系统。而且，研究表明持续性的压力可导致海马和前额叶皮层的损失，会影响记忆和信息加工（McEwen & Sapolsky, 1995）。在接下来的部分，我们将更详细地探讨这些压力反应下的神经和生理是如何影响认知功能和学习的。

○ 慢性压力能损害身体系统，比如心血管、消化和免疫系统。

压力对学习的影响

多个学科的研究者都极为关心的问题是压力对发育中的儿童的影响。越来越多的研究证明了贫困和压力之间的关系以及压力对认知与学习的影响。Bradley, Corwyn, Pipes McAdoo 和 Garcia Coll（2001）证明儿童时期的压力与贫困关系密切。举例来说，他们发现处于较差社会经济状况的儿童相对于那些生活在较好社会经济状况家庭中的儿童，学习的机会更少，受到的支持性的关爱更少。生活贫困的儿童可能会很少与父母很亲密，缺少照料者支持系统，同时缺乏机会参与非正式的学习体验。更严重的是，贫困导致的家庭压力对儿童的认知发育有不良的影响。比如，研究者发现，基于母亲的教育和经济水平，儿童对选择性注意的神经加工存在差异，包括屏蔽无关信息的能力（Stevens, Lauinger, & Neville, 2009）。而且，近期在一项针对中学年龄段、来自较差社会经济状况家庭的孩子的研究中，Farah 和同事发现，父母的培养与记忆的发展有关系，

环境的刺激与语言的发育之间有关系。父母的培养可以用来预测孩子海

马的形态变化，这是一个与记忆相关的脑区（Rao et al., 2001），也就是说父母的培养不仅对孩子认知功能的发展至关重要，还对大脑的生理成熟很关键。

> ○ 父母的培养不仅对孩子认知功能的发育至关重要，还对大脑的生理成熟很关键。

　　这些结果与在一般人群中进行的研究相似。实验室的基础研究不仅验证了压力对学习有影响，而且还揭示了当一名受试者处于压力之下时，执行简单任务受影响的范围。比如，Schwabe 和 Wolf（2010）发现，学习新单词的同时处于压力情境之下，受试者的成绩至少下降30%。尽管在特定情境中的轻微压力能够提高成绩，增强回忆，但是持续的压力会减少信息的获取、保持和再认（Joëls et al., 2006）。

> ○ 尽管在特定情境中的轻微压力能够提高成绩，增强回忆，但是持续的压力会减少信息的获取、保持和再认。

　　压力和学校环境

　　既然研究显示了压力对学习能力的影响，那我们了解在校学生的压力水平就迫在眉睫。教育者和养育者都期望每个孩子都认为学校是令人愉快的，学习经历是令人期待的，学校不是诱发压力的环境。不幸的是，退学率和学区间的竞争以及校园欺凌事件却显示出另外一种结果。更重要的是学生自己报告的是另外一个不同的版本。对学校环境的研究开始揭开学生的情感世界。比如，Pekrun、Goetz、Titz 和 Perry（2002）开展一系列研究来判断学生描述他们在学校一天的经历时的情绪体验。尽管很多种情绪都被提到了，包括与学习相关的积极情绪，但是频率最高的情绪是焦虑，在所有情绪报告中占25%以上。而且研究者还通过检测皮质醇，一种与压力相关的激素，来鉴定在压力相关场景下的生理反应变化。毫无疑问，他们发现拥有高焦虑水平的学生的皮质醇水平很高。相比之下，那些有应对策略能很好减缓压力的学生皮质醇水平较低。这提示我们在学习环境中，有意识地采取一些活动来减缓压力的重要性。与焦虑相关的行为问题同样也与激素水平相关联（Ruttle et al., 2011）。研究表明当焦虑导致的行为问题出现时，个体的压力和激素水平显著增高。如果行为问题或者压力持续相当长的一段时间后，压力和激素水平又显

著降低，因为身体试图自我保护，尽量降低与高水平的皮质醇相关的负性影响。不幸的是，对持续性压力的这种反应模式导致学生不担心或者不在意他们在学校的成绩，学习成绩很糟糕就是必然的结果。这项研究提示，当观察到学生的行为问题时，应立即施以适当的干预措施。

○ 对学校环境的研究开始揭开学生的情感世界。

当研究不断地证明了压力在行为与生理上对学习的影响，我们最应该优先考虑的是如何创造一种学校氛围，促发积极的学习气氛。第一步，教师应该认真检测"情绪量表"，测定对孩子来说是什么触发了压力。这个量表还应该包括对学生所感知到的压力源的评估，因为学生对压力的感知可能影响实际的压力水平。最近的一项包括孩子和成人的研究发现，即使是幼儿也能察觉到真正影响他们学业表现的压力情境的类型。实验者给受试者呈现一段故事，主角经历积极的或者负性的事件，接着主角必须执行一项困难的认知任务。要求受试者预测主角在认知任务中的成绩。即使是幼儿也理解负性事件比如与同辈的争吵、嘈杂的环境甚至是凌乱的头发对成绩的决定性的影响（Amsterlaw, Lagattuta, & Meltzoff, 2009）。

○ 当研究不断地证明了压力在行为与生理上对学习的影响，我们最应该优先考虑的是如何创造一种学校氛围，促发积极的学习气氛。

积极情绪的影响

我们已经知道情绪，尤其是压力下的负性情绪是如何损害注意、学习与记忆的。既然负性情绪对学习有不利的影响，那么积极情绪同样也会对学习有有利的影响。比如，Frederickson（1998）指出积极情绪能影响认知连结的广度，从而能让人在创造性思维的测量中获得更好的成绩。她认为积极情绪的影响可以引发更好的技能如创造力、探索性和整合知识容量。另外，Frederickson 和 Branigan（2005）最新的研究发现，让受试者观看影片，诱发积极、负性和中性的情绪，积极情绪能提高受试者的注意广度、整体性思维和想象中的行动反应（例如描述在某种情绪下，受试者将采取的反应）。

○ 既然负性情绪对学习有不利的影响，那么积极情绪同样也会对学习有有利的影响。

在设定学习的情绪氛围时，另外一个很重要的需要考虑的因素是学习动机，这是因人而异的。事实上 Hart 和 Albarracin（2009）的研究表明，与娱乐任务（比如有趣的游戏）相比，具有成就动机的个体在成就主导型任务（比如挑战性的拼图）中成绩更好。不具有成就动机的人会呈现相反的模式，当任务设定为娱乐取向时，他们会取得更好的成绩。这些结果提示教与学中目标状态的重要性：两种学生群体在适当种类的动机下都会取得良好的表现。对那些学习成绩不好的孩子，设计学习活动，让他们感到愉快，比如一种学习游戏或者艺术活动，这可能对于激发他们的学习动机、培育情绪与内容的连结都是很重要的。

> ○ 对那些学习成绩不好的孩子，设计学习活动，让他们感到愉快，比如一种学习游戏或者艺术活动，这可能对于激发他们的学习动机、培育情绪与内容的连结都是很重要的。

情绪与青少年

当你问任何一位父母或者老师，在青春期这几年重要的时光里，孩子的行为是如何变化的，你肯定会得到一份像洗衣清单一样长的困难列表，人生在这段很重要的时光中问题多多。科学家现在已经证明教师和养育者早就知道的一些观念：青春期是一个生理快速发展、情绪起伏变化并伴随挑战社会变化的时期，这些因素导致行为的变化。最值得关注的是，同龄人取代了成人的地位，成为青春期孩子认同的重要来源，冒险和寻求刺激的行为在青少年进入成年初期时开始增加（Giedd, 2009; Steinberg, 2008）。

除了生理、社会性和情绪的变化，青春期的睡眠模式也会发生变化。事实上，睡眠的神经系统和生物节律在青春期伊始就发生了重要的改变（Dahl, 2004）。而且，科技的便利增加了人类在晚上的社交机会，这导致生理性的改变，大家越睡越迟，青少年有睡眠被剥夺的危险。了解和阻止这种睡眠剥夺至关重要，因为越来越多的证据表明睡眠缺乏会产生情绪、认知和生理健康的问题（Steinberg et al., 2006）。

> ○ 科技的便利增加了人类在晚上的社交机会，这导致生理性的改变，大家越睡越迟，青少年有睡眠被剥夺的危险。

尽管青春期为情绪（因而在学习上）带来了很多潜在的负性影响，

但负责青少年教育工作的教师不得不注意到这一发展关键期的另一个特点，那就是强烈的情感也有很多的益处。通过振奋人心的学习活动，挑战和机遇在塑造热情的过程中是并存的，比如艺术中的自我表达、体育领域中的团结合作、特殊兴趣的俱乐部以及社会服务计划等。

脑－目标 1 的实施：营造学习的情绪氛围

在学校和班级中，无论是教育幼儿、青少年或是年轻的成年人，教育者都要意识到，他们是创建和保持积极的、创造性氛围的重要角色。正如本章开头举例所示，即使最好的老师也可能在不经意间会在教学或者惩戒实践中诱发压力并抑制学习。如果教师们都能对压力影响学习（如

○ 教育者都要意识到，他们是创建和保持积极的、创造性氛围的重要角色。

本章所论述的）这一基本理论有所理解，他们会更好地避免导致应激的实践。

生物和行为学研究都清晰地表明，教育者可以通过有意识的活动在班级创设积极的情绪氛围，这一点至关重要。当我们开始设计以脑为导向的教学模式时，脑－目标 1 包含如下的目标：（a）创建和重温能提升积极情绪的活动；（b）设计活动，让学生与课程内容或者技能建立情感连结。以下我将按照顺序逐一来说明这两个目标，呈现一些值得考虑的要素，使课堂氛围有利于学习，并且成为让学生牢记不忘的快乐时光。

营造积极的学习氛围的策略

积极语言：表扬和含蓄的命令

教师总是很自然地表扬学生好的行为。但是所有的赞扬对学习的效果是一样的吗，总是有效的吗？研究告诉我们，比起笼统性的表扬，对具体行为的表扬对巩固和塑造行为更为有效（Mueller & Dweck, 1998）。比如，与简单地说"同学们，今天做得不错"相比，"你们每一个人都在

○ 研究告诉我们，比起笼统性的表扬，对具体行为的表扬对巩固和塑造行为更为有效。

你们的合作学习小组中竭尽了全力"这种对特定行为的表扬，能更加有效地引起每位同学的关注。

对努力的积极评价（比如，你一定是付出了很多努力来完成这项任

务）比对能力的赞美（你很聪明，完成这项工作没问题）更有效。为了评估这两种不同的表扬方式的效果，Carol Dweck（2008）开展了一系列的研究，在青少年中按年龄分了四个不同的组，设置不同的实验变量。结果表明：在任务中被夸奖有能力的学生在接下来的任务中失败更多，而在任务中被夸奖为很努力很认真的学生在接下来的任务中完成得更加出色。比如，算术题做得好的学生，如果告诉他是因为他很聪明所以做得好，那对于完成更难的题目他会更没有信心，更不想再接着攻克更难的题目。而那些被告知是因为很努力，算术题才做得好的学生，他们对于更难的题目更有信心，更有动力继续努力。所以夸奖学生的智力会让学生在遭遇困难时信心减弱，而被夸奖努力的学生则会提升他们不折不挠的精神和行动力。

> ○ 在任务中被夸奖有能力的学生在接下来的任务中失败更多，而在任务中被夸奖为很努力很认真的学生在接下来的任务中完成得更加出色。

在与学生沟通的过程中，我们应该避免使用"含蓄的命令"（Delpit，1988），这样会使交流的意图被曲解。比如，教师可能想通过提问"你的剪刀应该放在哪里？"来传达自己的命令，让孩子把剪刀拿走放到盒子里。孩子可能从字面上来理解这个问题，因而可能不会对这种间接命令做出反应。Delpit指出文化背景可能会影响孩子对间接或者含蓄指令的隐含意义的理解。

我们应该致力于发展这样一种教学文化：教师和学生之间，以及学生之间，积极的语言是无时不在的。

可预测性：课堂日常规程、仪式和庆祝

建立班级日常规程让学生们知道在班级生活中对他们在学术方面和社交方面的要求。比如，许多教师在一堂课开始时会安排快速回顾练习或日志写作活动，同时，他们进行一些准备工作，如记录出勤人数和分发材料等。很多教师高效地使用工作站为学生提供他们需要的信息和素材，比如家庭作业记录本、缺席者的补课作业、获取额外学分的作业、实地考察需要填的表格或者其他管理性的任务。

快捷而且有趣的仪式，比如咏唱、手势、击掌、歌曲、动作或者放松练习都会对激发学生活力和参与感有帮助，还能有助于建立群体认同感。仪式还能作为有力的社交信息，成为同伴之间的社会互动以及工作期待的标准。

○ 快捷而且有趣的仪式，比如咏唱、手势、击掌、歌曲、动作或者放松练习都会对激发学生活力和参与感有帮助，还能有助于建立群体认同感。

对学术成功的庆祝、特殊的文化事件或者达到学术或者社交上的目标经常会对孩子的归属感和建立群体凝聚力有很大的帮助。

来自专家教师

交朋友，做朋友

当我开始实施以脑为导向的教学时，我意识到对学生来说同学间的充满关爱的友谊对支持一种健康的情绪氛围是多么的重要。有些孩子很自然地能交到朋友，然而不幸的是，有的孩子不能。在培养学生的社交能力时，我发现"展示"比"说教"有效得多。对孩子们来说，我们课堂的"交流中心"是让他们"看见"友谊的最棒的地方。

和其他成功的项目一样，一个"交流中心"非常易于建立及使用。它只是一个贴着空白信封的布告栏——一个给学生，一个给老师。旁边放着一个装满铅笔的罐子和一个便签盒。9月，当我在布告栏上贴上信封之前，学生把自己的名字和装饰标注在信封上。当中心建立后，我们展开关于何时以及为什么朋友间要沟通的讨论。比如，当同伴做好事，朋友会注意到；他们会说谢谢你；他们会请求帮助；他们重视生日并提供好的点子；他们说笑话；他们交谈。我也指出今年我们可以通过写和读，就像说和听一样，和另外一个人交流。

每天我给学生几分钟时间来完成我们的便签写作。我的"信封"有着双重功效：建议箱和投诉箱。有趣的是，我发现这样做有助于我们保持进度。比如，如果一个学生有个"问题"，我可能会让这个孩子把问题写下来，让我过后再回复（我总会这样做），这样做可以避免课堂中的分心。

当"交流中心"被每个学生——特别是老师经常使用时，它就变成一个交朋友的利器。作为每个学生的支持者和朋友，我会密切关注信封。尽管我尽心尽力，也总会有一些信封是空的，而另外一些看起来是满的。当这种情况出现时，我会悄悄地私下里帮助那些有社交障碍的学生，让他们认识到交朋友的最佳途径就是做一个朋友。孩子们常常不太理解这个简单的道理，他们需要一点额外的指导。记住这一点很重要。

帮助我的学生达到高标准的学术水平是我最重要的目标之一。然而，过去十年，在学校发生了一些事件。当孩子感到被疏忽，有时他们会采取一种很有破坏性的方式表现出来。帮助我的学生，让他们感受到情绪上的安全及社会接纳与帮助他们取得智力进步的目标同样重要。

Sharon Delgado
小学特殊教育教师

情绪事件：投入与脱离

当致力于在班级内营造积极情绪氛围时，大部分的老师都会经历很多班级之外超越他们控制范围的影响因素，包括家庭生活、同伴间的相互影响和社会及群体的压力。应对和管理这些不可避免的因素对创设和维持一种积极的班级氛围是必需的。

教师经常面临的难题是如何应对进入教室前刚刚经历情绪性事件的学生。常见的场景包括某个学生进入教室时很狂躁，因为家里的事情、同伴间的争吵或者很多其他的原因。教师可以容许这位学生通过对话来处理情绪，也可以让学生参与某项学术活动间接地缓解情绪，或者教师只是简单地忽视学生的情绪。最近的研究可以提供一些答案，到底哪种做法对接下来的学习的影响是最佳的。Rice，Levine 和 Pizarro（2007）测试学生在经历过负性情绪事件后的学业任务的成绩。在观看一部悲伤电影的片段后，用以下三种方法之一来测试学生：(a) 向学生问涉及悲伤情绪的问题；(b) 告知学生不要被情绪化的影片影响，并引导他们分析中性的信息；(c) 给学生中性的信息进行分析，没有提及任何情绪化的影片。结果表明，被告知无需处理情绪的学生的成绩比一边完成任务一

> ○ 被告知无需处理情绪的学生的成绩比一边完成任务一边处理情绪或者没有提及情绪事件的学生的成绩要好。

边处理情绪或者没有提及情绪事件的学生的成绩要好。

这些结果显示，当处理学生的情绪压力时，教师经常要快速地做出这些重要的决定。某些情境下，非常需要来自老师和监护人员的及时干预，同时也表明接受情绪或者引导学生的情绪可能是最有效的方法。

测试情绪的温度

这些研究结果还显示了当学生遭遇情绪性事件时如何去处理。为了掌控这样的情绪，教师首先必须辨别每个孩子是否经历了这样的事件。在一个忙碌的课堂环境中，教师，尤其是每天教很多组学生的短时间课程的教师，可能就会发现要核对每个学生的"情绪温度"是非常困难的。然而，富有创意的教师找到了一种方式来评估学生的情绪如何影响他们在课堂活动中的参与度。其中一位教师，玛丽亚，在市中心学校教授非常贫穷的孩子，她用一种简单的策略解决了这个问题。每天，一年级的孩子们会带着各种各样的问题进入教室，这些问题会影响他们的学习成绩，进而成为教师授课、维持纪律的阻力。玛丽亚设计了一个简单的"情绪温度表格"，包含一系列的情绪和相应的形容词（比如好的，坏的）。要求学生描述当天萦绕于心的感受是什么，写一个单词或句子或画一幅画来表达他或她的情绪。这项活动成为每个孩子进入教室时的每日常规。在开始学习之前，他们会拿起表格，完成它并把它返还到一个盒子里。教师报告了这项活动的显著成效：第一，它帮助教师接纳学生的感受，与以上描述的研究一致，这使学生脱离情绪而转向学业任务；第二，检查他们的反应，教师可以更好地洞见每个孩子的内心世界，因此可以对接下来的活动或者干预措施做出更好的决断。

学校与养育者的连结

获取一组学生的情绪温度可以帮助老师判断哪个孩子可能在学校和社区中需要成人更多的支持和帮助。研究表明，与养育者保持连结对孩子的学业以及社交发展至关重要。

Shonkoff 和 Phillips（2000）对孩子的性格和他们与成人的关系的相关文献做了外延性的分析，强调与养育者之间的安全的情绪关系对孩子的情绪控制及发展非常重要。比如，Nachimas, Gunnar, Mangelsdorf, Parritz 和 Buss（1966）让一个小丑进入房间并邀请幼儿一起玩。那些被证实与养育者有着安全关系的孩子的应激激素没有升高，即使他们表现出有些害怕这个小丑。相反的是，与养育者没有安全关系的孩子，他们的应激激素显著升高。研究证据还表明成人的养育真的能改变大脑的物理性质和结构。在动物研究中，小狗妈妈频繁地舔小狗或为其梳洗皮毛，可以改变小狗的海马的可塑性，即使在高压环境下，依然能提高小狗的学习和记忆（Champagne et al., 2008）。在类似的人类研究中，在养育中接受到父母抚触的婴儿应激水平是下降的（Field et al., 2004）。另外，身体按摩可以刺激某些促进食物吸收的激素的产生，有助于婴幼儿增加体重。

○ 获取一组学生的情绪温度可以帮助老师判断哪个孩子可能在学校和社区中需要成人更多的支持和帮助。成人的养育真的能改变大脑的物理性质和结构。

与养育者的连结的重要性远远不止存在于儿童时期。国家青少年健康纵向研究调查了7-12年级的12000名学生，结果发现那些报告与养育者保持情感连结的学生更少地涉及每一项危险行为，包括药物滥用、吸烟、过早的性经历、暴力和自杀念头（Resnick et al., 1997）。谈到连结与教育，那些报告与成人有连结的学生会有更好的学业成绩（Wilson, 2004）、出勤率（Croninger & Lee, 2001）和毕业率（Connell, Halpern-Felsher, Clifford, Cricholw, & Usinger, 1995; Finn & Rock, 1997）。他们参与学校破坏性行为和暴力的可能性也更小（Goodenow, 1993; Lonczak, Abbott, Hawkins, Kosterman, & Catalano, 2002）。最后，师生间良好的互动也与学生报告喜欢学校相关（Hamre & Pianta, 2001），并能预测学生的社交和学业成绩。

○ 那些报告与养育者保持情感连结的学生更少地涉及每一项危险行为。

营造一种滋养的氛围，让每一个学生都感受到与养育者之间的连结，这应该是每一所学校每一位教师最优先要完成的事情。教师要提升与孩子间的连结性可以通过以下方式：

- 提供一致的课堂期待和公平，用温和的策略来维持纪律的实施；
- 设计严谨的、鼓励差异化的、更有意义的教学活动；
- 关心班级里所有的学生；
- 提供相互辅导和合作小组工作的机会；

- 通过便条、通知和电话或者发家庭邮件向孩子和家长传递积极的信息；
- 针对每一个学生设置个性化的学习目标；
- 确保每一个学生有一次在课堂上被提问的机会，或者参加一项特别的任务，比如设计一次布告栏或者装饰工作站；
- 使用角色扮演的方式解决冲突，特别是基于教学内容的活动，比如文学或者社会研究课程；

○ 营造一种滋养的氛围，让每一位学生都感受到与养育者之间的连结，这应该是每一所学校每一个教师最优先要完成的事情。

- 为跨年级的互动创造机会，比如学习辅导、舞台表演和其他艺术课程、图书馆或者学习技能组；
- 在班级里树立温暖和友善的模范。

来自专家教师

"祸害Jane"和积极情绪

我对自己的学生的情感非常的敏感，这一点我非常的自豪，但是我从来没有意识到可以把情绪与教育学以任何有意义的方式联系在一起——也就是说，直到开始学习脑-目标教育模式，我才认识到这一点。Jane（这不是真实的姓名）就是一场灾难。看起来她来上学的唯一目标就是投身于与老师之间的战斗。她鄙视所有人，从校长一直到学校人力办公室人员。学校的规章制度对她来说毫无意义。Jane上课时会带着她的iPod。在课堂上，未经任何许可就会离开教室，在门厅与她的朋友打电话交谈。一位不知情的老师只是问："你不应该在教室里吗，年轻的女士？"立即一连串的咒骂会喷薄而出。常规的纪律约束基本上是无效的，因为她的行为总是表现出她的适应不良。基于我刚刚学到的新知识"设置一种积极的情绪氛围"，我决定让我的学生一起参与一个小小的实验。我们会在一周内无条件地对Jane保持友好。无论她是多么的气人，无论她说了什么还是做了什么，无论她怎么把情绪带到活动里来制造骚乱，我们都要对她很友好。第一个对Jane做出敌意反应的人将会输掉。当然，整个班级都参与这个赌局，打赌一直持续。

开始，Jane看起来根本没有注意到同学们和我对她无故发飙的忽视，一副保持对抗的姿态，依然故我。接着，第二天，她开始怀疑："你们为什么都不对我发火了？"她问道。这时，她离开班级的次数从平均4次下降到0次。在她的行为评估表上，使用脏话和其他破坏性的行为在我的课堂上已经下降了60%之多。值得注意的是，她在另外三个班级的行为评估表上没有什么明显的改变。到第三天，我打电话给Jane的家里，汇报Jane在学校的巨大的行为转变。Jane真正开始参与一些课堂活动，甚至在被提问时没有像以前一样发脾气，而是放下她的耳机。到第四天，Jane高度参与到整个班级里来，她不再是一个表面上看起来破坏性十足的学生了。到第五天，我们最终向Jane说明了这个实验。她看起来有些受宠若惊，可以得到那么多人的积极关注。再也没有什么能否认设置一种积极的情感氛围所产生的力量了。学生的态度完全可以从敌意和愤世嫉俗转变为热情和内驱力，因此，当在班级内有意识地去创建一种积极的情感氛围，他们的学业成绩也会提高，这个小实验让我逐渐对脑－目标教学模式的理念充满深深的敬意。

Dev Sharma
高中特殊教育教师

控制与选择

给学生权利让他们能选择学习的内容和学习的进程，这种做法的益处好像给学生提供了对结果的一种代理权或者是控制感，自然就会提高学生们的动机水平和成绩（Wentzel & Wigfield, 1998）。教师可以给予适当的引导和安排，通过让学生选择学习的内容、方法和评估方式来提升他们的表现。以下是每一个方面的举例：

内容的选择

- 学生可以到活动中心，选择多种内容来强化技能。

- 在针对当前教学目标的一组阅读材料或者文学类型中，让学生做出自主选择。
- 在内容灵活的科目上，学生小组可以自主选择一个主题、研究课题，并在课堂上展示发现。

方法的选择

- 设定一种特别的作业（比如评论一个故事或者阅读一篇历史文献），学生可以从几种方式中选择一种来阐明他的观点。比如：写摘要，他们可以把作业的要点标识出来；分析报告，他们可以与其他类似的题材作对比，比较细节；或者写一个申请书，他们可以基于内容创造某种行动计划。
- 给定一种反应策略（比如总结），学生可以将此与其他的反应形式相结合，比如使用艺术的形式，像音乐、视觉艺术、角色扮演、诗歌或者饶舌来展示他们的设计。

评估的选择

- 很多学区都要求通过标准化测验和常规的课程评估标准来体现对学习目标的理解程度。然而，教师可以用其他的方式来评估学生的表现，比如让学生选择艺术的形式或者技能来表现他们对内容、技术或概念的理解。

○ 教师可以通过让学生选择学习的内容、方法和评估方式来提升他们的表现。

- 一些要求学生真正应用知识而不仅仅是获取知识的评估方式会使学生进行更深入的思考，并给学生提供机会去确认问题、分析策略并设计行动计划。

社会性与情绪学习

学校里正规的社会和情绪学习课程正在迅猛增长，说明大家正在逐渐接受这样一个观点：学校不再仅仅关注学生的学术表现而忽视他们的

○ 学校不再仅仅关注学生的学术表现而忽视他们的情绪性和社会性的需要。

情绪性和社会性的需要（Zins, Weissberg, Wang, & Walberg, 2004）。本章所强调的正是，神经和

认知科学研究告诉我们认知和情绪不是分离的系统，两者在大脑结构和功能上都是密切相关的。

研究表明，一个孩子识别和理解情绪线索的能力对他的社会行为和学术能力都具有长期的影响（Izard et al., 2001）。最近几年，教育者已经设计出社会性和情绪学习课程（SEL）来帮助学生在学习情境和社会环境中更好地识别和管理自己的情绪。最近的研究显示，SEL课程提高了学生的学术表现和一般在校的表现。Payton和同事们（2008）做了一项包含200多个学校社会性-情绪学习课程研究的元分析，他们发现在学术成绩上高出10分的学生，在班级里的出勤率、成绩等级和社交互动也都更优秀。SEL课程包括培养对情绪的觉察、通过压力管理来调控情绪、发展对他人的理解与共情、建立友谊以及负责任地作出决策。

反思和正念训练

和社会性-情绪学习课程一样，通过练习正念①来帮助学生在课堂和学校里管理压力和提升注意力越来越受到欢迎（Brown, 2007）。正念干预能够提供明确的指导语，就像一般的冥想类型的放松训练，安静地坐着同时观察自己的想法和感受。研究发现学龄儿童在经历过正念训练后都表现出主观注意力的提高，同时焦虑和抑郁减少（比如：Biegel, Brown, Shapiro, & Schubert, 2009；Zylowska et al., 2007）。在一个随机对照的初步实验中，Mendelson和同事们（2010）把城市青年分两组，分别在学校进行正念和瑜伽训练，研究发现这样的训练能减少青少年对压力的负性的生理和认知反应，并调高自我控制能力。特别是他们发现那些接受正念训练的孩子报告反刍②（负性的、郁闷的或者强迫性的思维）显著下降。最近一项正念训练的研究也发现了大脑结构的变化。Hölzel和同事们（2011）开展了一项对正念策略教学的纵向研究。他们发现参与正念训练

---

① 正念（mindfulness），这个概念最初源于佛教禅修，从坐禅、冥想、参悟等发展而来。指有目的、有意识地关注和觉察当下的一切，而不作任何判断、分析、反应。后来，正念被发展成为了一种系统的心理疗法，即正念疗法，就是以"正念"为基础的心理疗法。——译者注

② 反刍（rumination），指人专注于痛苦症状及其可能成因和后果，而不是解决方案。反刍和担忧、焦虑及其他复兴情绪状态有关。——译者注

的受试者的大脑区域的密度增加，这些区域密切参与认知加工，对学习的重要方面，如记忆和情绪管理，都很重要。越来越多证据表明正念训练和瑜伽的功效，教师可以在学校期间给学生提供更多的机会，让他们关注注意力、自我觉察和自我反思，比如把注意力放在呼吸上或者积极思考愉快体验带来的益处或者心爱的人和朋友。这种社会性发展和情绪管理的途径与聚焦于积极干预相一致，比仅仅关注特定的负性行为症状效果要好很多（Guerra & Bradshaw, 2008）。

○ 参与正念训练的受试者的大脑区域的密度增加，这些区域密切参与认知加工，对学习的重要方面，如记忆和情绪管理，都很重要。

幽　默

我们都喜欢笑，但是幽默是如何作用于学习的呢？研究表明如果在课堂上上课的氛围是幽默有趣的，那学生测验的成绩会显著提高。如果课堂上老师教授的内容不包括幽默的成分，那学生的成绩会明显下降（Schmidt, 1994; Ziv, 1988）。另外 Masten（1986）发现，那些能够更好地描述幽默卡通故事的学生，他们的学业成绩和社交能力都更高。Strick, Holland, van Baaren 和 van Knippenberg（2009）还发现幽默的效用。当受试者在给予负性或中性的刺激后再予以幽默的刺激物，受试者的负性情绪就会大幅度地减少。

○ 幽默被发现能显著降低受试者的负性情绪。

对于那些担心自己不会讲笑话或者天生缺乏幽默感的教师，还可以采取其他的方式在课堂上插入幽默。有很多关于幽默的书可以用于课堂（比如：Droz & Ellis, 1996; Morrison, 2008），还可以给教师提供指导——如何在课程内容中植入有趣的部分。然而，教师必须注意的是要避免讽刺或者戏弄，它们看起来本质是好的，但是有可能具有伤害性或者引发同学之间的戏弄或欺凌。

沉浸于艺术

日益增多的研究都显示了艺术在学生的学校经历中的积极作用。比如，问题少年在接受视觉和表演艺术指导后，会表现出更多的积极的亲社会行为（Psilos, 2002）。仅仅是听 20 分钟的音乐就能显著降低受试者血液中压力激素、皮质醇的水平（Field et al., 1998）。视觉或表演艺术不仅能让学生参与到学校文化的建设之中，还能帮助学生锻炼技能，支持他们完成学业，比如对任务的坚持、视觉思维、合作和即兴创作（Deasy,

2002）。另外，在脑—目标4的学习中，我们将探索如何把艺术活动嵌入到学业内容的讲授之中，这能够提供一种有效的方式以提高学生对所学内容的长期记忆以及更深入的学习。

来自专家教师

视觉表征和情绪连结

自从任教以来，我总是试图通过有意义和有效的方式来形成我的授课风格，在课堂上呈现课程，和每一位学生互动。以脑为导向的教学模式强调整合艺术，这一直影响着我的课程和单元设计，帮助我提升教学成效和学生的参与度。最近，我正在给8年级语言艺术班的学生教授 Lois Lowry 的作品《授者》①，象征主义贯穿于整部作品。我通过艺术整合活动的形式向学生阐述象征主义的概念，融合课程内容与学生建立情感连结。

比如，在学习这部小说之初，我要求每一位学生选择一个视觉物体来标识他或她的个性。这些象征体展示在教室外的走廊里（匿名），并恳请学校的教师、员工给出匿名的反馈，鼓励行政领导、教师、同学和游客对某一位学生的象征物予以评价，从学生的象征物入手，至少说出这个学生的两个个性特征，并解释他们对此的理解。

在这个活动开展期间，我的学生对这种匿名的反馈充满期待。学生很好地融入到学校的氛围之中。这种持续的注意激发学生投入到象征主义的学习中，并且深入参与到小说所描述的角色和矛盾冲突之中。这个活动导致学生与所学内容的强烈情感连结，更重要的是，通过分享外界观察者的反馈，评价各自所选的象征物来表达自己的个性与兴趣，班级的学生内部之间形成了良好的情感互动。

Scott Williamson

中学语言艺术与拉丁语教师

---

①《授者》（*The Giver*）是一部人文科幻小说，于1993年4月出版，曾获纽伯瑞儿童文学奖。——译者注

建立学习目标与客观事物的情感连结

在脑－目标 1 的研究中，我们致力于在班级里建立一种积极的情绪氛围。脑－目标 1 的第二要素是设计活动，这些活动能有效地把学习单元内所要教授的内容、技能和概念与学生的情感相关联。

在课程中嵌入活动，让学习内容在情感水平上与学生连结，可以采取很多的形式。在这一章节里来自专家教师的活动描述只是很小一部分的案例，他们能在课堂上把所学的内容有意识地与学生建立积极的情感连结。在接下来的章节中，我们开始关注经过两个领域验证的以脑为导向的教学的学习单元，回顾以前章节中所描述的模式。Clare 和 Suzanne 分享了他们的案例，他们是如何通过脑－目标 1 的活动建立一种积极的学习氛围，并把学习的内容与显性的情感相连结。

○ 在课程中嵌入活动，让学习内容在情感水平上与学生连结，可以采取很多的形式。

以脑为导向的教学单元在课堂中是怎样的？

学习单元

在野外独自生存：学习小说《手斧男孩》

年级 / 教学内容： 5 年级 / 语言艺术
作者： Glare O'Malley Grizzard
单元首要目标： 学生通过分析篇章、情节、中心思想和意象，增强阅读理解的语言艺术技能。
脑－目标 1： 为学习营造情绪氛围

在这个单元的教授过程中，加强积极的情绪氛围是一种很轻松的过程。纵观这部小说，既有引人入胜、情节跌宕的冒险之旅，同样也有宁静的、直指人心的情节，可以提供很多机会来实现这一目的。贯穿整个学习单元的活动和评估的设计都是通过对情绪氛围的设计来实现的。

○ 贯穿整个学习单元的活动和评估的设计都是通过对情绪氛围的设计来实现的。

为了在观点采择方面建立更深的连结，我们重新命名这一单元"在野外独自生存"——目的是使学生成为故事的一部分，而不仅仅是一个被动的观众。这次的冒险之旅将成为他们自己的一次探险，正如 Brian 一样（这部小说的主角）。

视觉化和引导性想象练习将会加深学生与小说之间的连结。利用孩子的天性，让他们进行视觉化想象，想象栩栩如生的画面，详细的行动计划，学生们与 Brian 的故事有了更紧密的情感连结，他们开始觉得自己就在故事之中，并经历了同样的事情。

> ○ 利用孩子的天性，让他们进行视觉化想象，想象栩栩如生的画面，详细的行动计划，学生与 Brian 的故事有了更紧密的情感连结，他们开始觉得自己就在故事之中，并经历了同样的事情。

我们的活动引导学生提问："主角的所思、所信、所想或者所感是什么？如果我是主角的话，那我会怎么办呢？"如果他们发现自己处于 Brian 的情况下（独自困于荒野之中），他们要具体描绘出应该如何反应。这种活动需要他们把自己置身于故事之中，而不是仅仅作为一个外在的观察者去描述故事中的一个场景。

在整个单元中，我们用几个戏剧的活动开始研究角色、场景甚至台词。我们使用舞台造型的形式来描述故事中的"僵化时刻"。

在营造一种滋养的情感环境时，Linda Bluth，我的同事，和我在整个学年中都在建立一种持续性的积极支持，而不是仅仅在这个小说研究的活动中才如此。这些活动包括从学生一出现在教室门口就能准确叫出他们的名字，与他们打招呼，到使用正向的支持性的语言开展班级讨论和课堂评价。

Bluth 小姐是一位瑜伽专业人士，她每天在课堂上使用瑜伽来帮助学生与外界分离，进入一种思想的新境界，还使用瑜伽的方式教授学生如何放松，鼓励他们展开创造性的想象，并激发学生们的想象力。这也改变了典型的学校日常安排的节奏，通常这种节奏是很容易让人分心走神的。优秀的标准公之于众，大家一起讨论，这样做降低了学生的焦虑。尤其是艺术作品，我们使用模式让我们的期待变得明晰，并激发学生创作，每一位参与的学生都能获得成功。

这次旅程将成为他们自己的探险，正如 Brian 的一样。

学生们通过想象他们自己也独自被困于荒野，从而与主角建立个人连结。

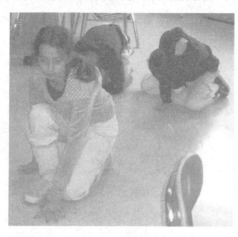

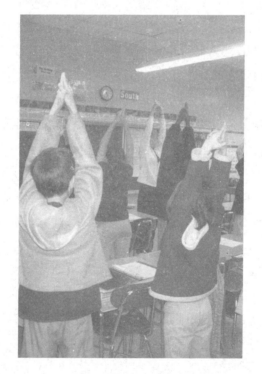

学习单元

基因和遗传——跳出庞纳特方格来思考

年级 / 教学内容： 10 年级 / 生物

作者：Suzanne P. McNamara

单元首要目标：学生需要将他们对基因和遗传学的理解应用到对当前的医疗和社会热点以及人类多样性的讨论中。

脑－目标1：为学习营造情绪氛围

生物家族史

尽管经常被忽略，但是情绪在学习过程中起到至关重要的作用。一个"伟大的教学计划"如果让孩子在课堂上感到不舒服，那毫无疑问它是无用的。对我的很多学生来说，安全感是课堂情感氛围的核心部分。每天，我在一个孩子能学习之前先看到她的安全感。她需要充满自信，我的课堂文化是友好的、可融入性的和支持性的。所有的学生都应该对他们的班级有归属感。大部分的教师可能都会同意不可能把孩子的情绪与学习过程相分离。积极的情绪氛围能够定下基调，带来更高水准的学习和表现。

> ○ 一个"伟大的教学计划"如果让孩子在课堂上感到不舒服，那毫无疑问它是无用的。

基于多种原因，我已经看到很多学生成为被剥夺权利的人，感觉他们好像与他们的学校脱节，并处于永无休止的失败循环之中。有些学生，课堂之外的生活充满了艰辛、压力，绝望也会时常出现，所以在学校里找到生活的目标是很具挑战性的事情。对另外一些学生来说，学校不是一个令人愉快的所在，他们很难融入其中，学校更像是一个令人耗竭的场所，只会让人丧失希望。如果想让这些学生重新燃起对学校的期待，让他们认为学校是一个充满意义和支持性的地方，可能就需要巨大的改变来打破这个失败的循环。

在课堂上营造积极的情感氛围，我发现创造时机让所有的学生都感到舒适自在和自信是多么的重要。在单元学习之初，鼓励学生画一幅家庭成员图（学生可以自由选择，画与他们有血缘关系的家庭成员图，或者是没有血缘关系但是住在一起的家庭成员图）。在每节课开始的时候，用投影仪放一张照片给大家看。要求学生分辨这个人的家族成员。为了便于猜测，每位学生都要说出图片中的这个人和因此联想到的家族成员之间三个遗传的相似点。当班里的同学确定这张照片是谁提供的，那这位学生就有机会与其他同学分享更多有关他家人的信息。

　　在高中，学生并没有很多机会与班级里的同学分享他们家人的信息。这种持续性的活动给所有的学生提供一个机会，让他们有信心掌握基因的基本知识。而且这种活动还能鼓励学生在课堂之外与家庭成员和朋友们分享有关基因的信息。整个学习单元，学生们每天不断带来照片并与同学们分享。这种活动还能有助于在高中生物课堂上建立成熟对话的基调。比如，在单元的后期学习不同的基因疾病时，学生们就会想起班里某位同学自愿提供的有相关疾病的家人的个人信息。

　　学生通过基因单元的学习，发展出对生物多样性的包容感和欣赏。家庭图谱活动帮助他们建立尊重的文化，并鼓励学生分享他们的思想和观念。

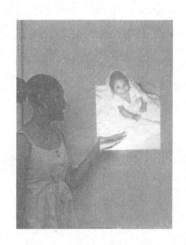

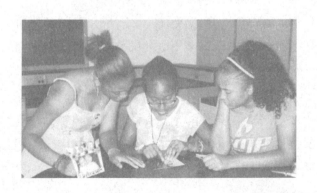

第五章

脑－目标2：为学习创造良好的物理环境

> 在自由的环境中活动的孩子应该在他的外在环境中找到一种组织
> 形式，这种组织形式与他的按自然规律发展的内部组织有直接关联。
>
> ——蒙台梭利①

当妈妈把车开进新学校的接送区时，Shira 简直不敢相信自己的眼睛。刚从另一个城市搬过来，Shira 有点害怕。但是当她看到她的新学校时，她的态度很快改变了。学校的前面是美丽的花园，有独具匠心的雕刻护栏和布满各种诱人设施的操场，在前门两侧的大木桶里还有很多颜色明亮的鲜花。走进学校的大厅，她看到色彩丰富的壁画、艺术品、雕塑、获奖证书、学校活动的海报和欢迎来访者的标志。她听到从幼儿园教室传来的柔和的音乐和从礼堂传来的歌声。学校的环境向 Shira 传递了一种无声而十分强烈的信息，她迫不及待地想要进入这所学校了。

学校的物理环境确实是一种无声而有力的信息。从马路边到教室，从大厅到卫生间，从办公室到餐厅，物理环境不仅影响孩子们对学校的感受，而且会影响他们的学习（Lyons, 2001）。在上一章，脑－目标1引导我们归纳情绪环境如何塑造社会行为、认知和学习。在这些概念的基

---

① 玛利亚·蒙台梭利（1870—1952），意大利人，20 世纪享誉全球的幼儿教育家。——
译者注

础上，本章聚焦于物理环境中的各种要素如何影响学生在任务导向的活动中的注意和参与感。

我们对脑 - 目标 2——创造学习的外在环境——的学习从了解注意开始。注意是学习的入口。我们将了解如何设计教室环境来帮助学生在学习中保持注意、参与感和兴趣。我们将看到新异的环境能够吸引注意。我们也将检验教室的物理环境，包括照明、声音、气味、移动、秩序和美观，如何促进学生的学习和提高他们的参与感。

○ 学校的物理环境确实是一种无声而有力的信息。

注意和新异性

注意是对感觉、想法或事件的认知选择。注意系统在众多的感觉刺激中挑选哪些刺激被滤除、哪些刺激进入有意识的响应系统（Posner & Patoine, 2009）。像在第一章所讨论的，Posner 和 Rothbart（2007）确认了三个由不同脑区相连接构成的神经网络（或称系统），它们与注意的不同方面有关。**觉醒网络**使孩子专注于当前的任务，这对于在学习中获取他们的注意很重要；**定向网络**使注意集中于外界的事件而不是内在的想法；**执行注意网络**抑制无关的想法，将注意系统聚焦于刺激以及调控情绪。

○ 注意是对感觉、想法或事件的认知选择。

选择性地注意有意识的想法是脑滤除既无关又无用的信息的一种重要机制。例如，你可能并没有意识到你的衣服正在接触你的皮肤、电灯和电器发出的嗡嗡声，或者你正在坐着的椅子，除非它们引起你的注意。脑的注意系统忽略这些物理和感觉信息，以处理那些它接收到的更有用的和更有吸引力的信息。

○ 脑的注意系统忽略这些物理和感觉信息，以处理那些它接收到的更有用的和更有吸引力的信息。

注意系统不太可能忽略的一种特征是新异的物体或事件。环境中的新异性触发觉醒和定向系统（Posner & Rothbart, 2007）。教师们每天都能看到这个注意系统在工作，即使教室环境中的细微变化也会在学生中引发评论和问题。但是刺激的新异性可以持续多久呢？遗憾的是，尽管新异性可以吸引注意，但它并不能保持注意，因为保持注意需要更复杂的执行功能的工作（Posner, Rothbart, & DiGirolamo, 1999）。例如，教室在墙上挂的新海报也许一开始能引起学生们的兴趣，但是如果海报挂在那儿较长一段时间，它就变成了一张壁纸，融入了环境中的背景，它会使环境变得更加混乱拥挤，而不是改善环境。不变的视觉环境产生习惯化。习惯化是一个术语，用来描述长时间刺激产生的兴趣下降甚至厌烦（Ariga & Lleras, 2011）。

○ 环境中的新异性触发觉醒和定向系统。不变的视觉环境产生习惯化。

　　一些研究发现，新异性不仅对吸引注意有积极作用，而且对信息的记忆有积极作用。例如，Smith，Glenberg 和 Bjork（1978）发现改变学习的场所会增进记忆。在他们开展的一项研究中，一组学生在一间教室内学习词汇，另一组学生在两间不同的教室学习词汇。在两间教室中学习的学生在词汇记忆测试中比在一间教室中学习的学生表现更好。这一研究和其他研究一起证明，当外界环境改变时，信息变得丰富了，而对内容的记忆得以增强。此外，Sidney Zentall（1983; 同时请见 Zentall & Zentall, 1983）提出在乏味和缺乏变化的环境中，儿童会失去对刺激的敏感性转而寻求对他们来说新异的刺激，这通常导致不良的行为。一项研究发现，相比于具有新异性的环境，儿童在不变和乏味的环境中通常更多地脱离任务和离开座位。特别是在环境和教学技术单一且可预测的教室中，有注意缺陷多动障碍（ADHD）的儿童是更低效的学习者。他们倾向于脱离任务来寻求他们自己的刺激。

○ 当外界环境改变时，信息变得丰富了，而对内容的记忆得以增强。

　　学习环境的经常性变化看来是吸引注意和提供视觉刺激的有效工具。这可以由几种方式实现，如调换座位安排，旋转视觉显示，及增加与教学内容主题相关的物品。我们理解，在教师的日常任务列表中，有目的地改变物理环境可能被作为优先级最低的任务。但是，如果我们考虑新异性对抓住学生注意的重要性，为帮助学生更加专注而花一些时间来做出哪怕是最简单的环境改变也是值得的。

○ 如果我们考虑新异性对抓住学生注意的重要性，为帮助学生更加专注而花一些时间来做出哪怕是最简单的环境改变也是值得的。

　　但是值得注意的是，尽管新异性是有力而重要的教学工具，教师应该在营造可预测的氛围和提供具有新异性的体验、环境变化之间寻求平衡。教师应该基于学生的需要来做出决定。

我们的专家教师相信调换座位安排可以使学习更加有趣，使学生更加专注，以下是其中一位的看法：

来自专家教师

课堂的新异性

当我一开始使用以脑为导向的教学模式时，我对环境新异性的重要作用非常感兴趣，我也许能通过改变座位或者改变视觉呈现来提高学生在学习活动中的注意力。当我准备一个BTT教学单元时，我根据为小学6年级学生计划的一整天活动考虑了多种调换座位的方案。在一个为期两周的学习单元中，座位安排从传统的按行排列改变为一个大圆圈，多个小组，以及礼堂式的排列方式。我每隔几天就将不同的与教学内容相关的物体带到课堂中。毫无疑问，改变教室的布置激起了学生们的兴趣。他们一进入教室就能在课堂的布置和当天的学习任务之间建立联系。有一天当学生们排队进入教室时，我听到几个学生在争论今天教室会变成什么样子。我观察到，学生们因为这些改变而对我所教的内容更感兴趣。现在，在我所教授的每个单元中，我会更有创意地改变物理环境来吸引学生们的注意力，使他们对课程更感兴趣。

Alexander Fleming
中学社会研究课程教师

环境特征对注意和学习的作用

教室的照明

点亮学习之火有时可以简单到使用自然光来照明一间教室和提供窗外的景色。访问学校时，你也许能见到没有窗户的教室，从类似塑料的窗户中发出经过过滤的光，而且无法看到外面的景色，或者用窗帘遮挡了所有的自然光和窗外的景色。也许教师们相信弱一些的光能使学生平静或者使他们更加专注，也许他们认为窗外的景色会干扰孩子们。但是，我们经常看到在黑暗房间里的学生垂着眼帘，趴在桌子上。这种缺乏照明的房间会影响松果体合成褪黑激素的活动，这种激素在觉醒和5-羟色胺的产生中起作用。5-羟色胺是一种调节情绪的神经递质（Ott, 1973）。Alexander和同事们（1977）提出教室的照明程度低也许会影响学生调节生物节律的能力——身体睡眠和觉醒的自然节律。

○ 点亮学习之火有时可以简单到使用自然光来照明一间教室和提供窗外的景色。教室的照明程度低也许会影响学生调节生物节律的能力——身体睡眠和觉醒的自然节律。

教室中的窗户的作用不仅仅是提供自然光。Tanner（2008）指出，在能够透过窗户看到外面景色的教室中，学生能更好地将注意转移到学习任务中，这比只能将注意弥散于其他活动如在笔记本上涂画要好。Tanner将盯着窗外描述为一种必需的"软注意"，相对于其他类型的、能吸引更多注意的干扰，"软注意"消耗更少的认知资源。

科学研究现在已经阐明了教室环境中的照明对学习的重要性。在一个由3个州的21000名学生参与的研究中，Heschong（1999）研究了自然光对学生学业成就的影响。结果显示，在有最多自然光的教室中学习的学生在数学测验中的成绩高出20%，在阅读测验中的成绩高出26%。类似地，Hathaway（1995）检验了在不同人工照明条件下学生的表现。他发现在照明最接近自然日光——具有紫外光补偿的全光谱荧光灯——的教室中学习的孩子们在身体健康、到校率和学习成绩上，都比在用白色冷光荧光灯或钠蒸汽灯照明的教室中学习的孩子们具有显著的提升。

○ 在有最多自然光的教室中学习的学生在数学测验中的成绩高出20%，在阅读测验中的成绩高出26%。

越来越多的研究展示了优化照明对学习的有益作用（Edwards & Torcellini, 2002），学校和教室的建设决定应该重视这一效应。就像一个专家教师叙述的一样，教师也许不能总是拥有具有最佳照明条件的教室，教师需要有创造性地解决这一问题，使教室的照明更加舒适和有效。

来自专家教师

让阳光照耀

为了满足学区的效率和节能指标，我所在的教室的照明被"升级"了。以前镶嵌在天花板上的日光灯被改造成了悬挂于天花板下面几英尺的一排。当我看到这个教室的第一眼时就被它的氛围和照明水平的变化吓了一跳。教室的墙壁的顶端几乎没有照明。新的照明系统给坐在它正下方的孩子们造成了刺眼的炫光，给坐在两排日光灯之间的孩子们造成了阴影。整个教室看起来比原来更暗了，我可以感受到降低的照明程度正在影响我的情绪，并且我相信它也影响孩子们的情绪。我决定为教室引入尽可能多的光线来克服这个问题。我把遮光用的窗帘拉到顶来引入更多的自然光，并且在教室的不同位置增加了三盏落地灯。改变教室中的照明水平很关键；我每天都看到照明影响学生们的注意和情绪。

Amanda Kowalik

小学教师

学习环境中的声音

想象一下你在高速公路长途驾驶的情形。你放松地听着收音机中你最喜欢的音乐。你突然发现自己在错误车道中，而很快就不得不驶向另外一条高速公路。在你两侧有汽车高速驶过，你的脑现在高度警觉，试图找到回到正确车道的方法。你首先会做什么呢？

如果你说，首先调低收音机的音量或者关闭收音机，你和大多数人的想法是一致的。但是听收音机是听觉系统的事，它会影响到你的视觉追踪能力吗？显然，答案是肯定的。背景音乐，甚至是轻松的音乐在需要高级认知处理时也会成为一种干扰（Howard, 2000）。

多数教师都认为他们对教室的视觉环境比对听觉环境有更好的控制能力。教室经常被大量的白噪声包围，比如电灯的嗡嗡声，暖风、空调系统、试听设备及电脑的噪声。噪声也可能来自楼道、其他教室和室外，如交通、警笛和操场。最后，学校的广播系统也可能是对学习的干扰源，尤其是它在上课时间被不恰当地或过度频繁地使用。与在高速公路上开车的司机可以将收音机关掉不同，这些干扰不太容易被消除。

> ○ 多数教师都认为他们对教室的视觉环境比对听觉环境有更好的控制能力。

在现实中，多数学校都存在比它应有的噪声水平更高的背景噪声。这对那些对噪声干扰尤其敏感的低龄孩子们来说是很不幸的（Nelson & Soli, 2000）。Smyth（2009）通过对比在吵闹的教室中和在安静的教室中学习的孩子的表现，研究了噪声对于孩子提取信息能力的影响。他发现在吵闹教室中的孩子的表现显著低于在安静教室中的孩子，这种差异在低龄儿童中是最明显的。类似地，Hygge（2003）发现暴露于典型的环境噪声后，青少年在信息回忆和再认任务中的表现显著受损。

但是，背景声音也不总是有害的。在成年人的实验研究中，音乐被发现有放松效果（例如 Giles, 1990）。与这一研究一致，环境中的声音对于在教室中的学生可以起到安慰甚至创造轻松氛围的作用。当孩子们在完成例行任务时，声音能为教室的环境增加平和、放松的气氛。以下是对声音要素的一些建议：

- 播放背景音乐能使学生放松；经典音乐经常被用作背景音乐，但其他类型的音乐也可以达到同样目的。
- 在窗口或者空调出风口挂风铃能使其在空调系统启动时发出声音。
- 播放自然声音的录音，如海浪、瀑布、鸟鸣、海鸥叫声或者海豚的声音。
- 增加喷泉来产生声音和流水的景象。
- 增加产生温和声音的材料如小铃铛来使孩子对不同的声音更敏锐。

> ○ 在成年人的实验研究中，音乐被发现有放松效果。

最后，尽管我们都喜欢孩子们专注于主动学习任务时教室里的声音，但是教师也许需要考虑在教学活动中保留一些安静的时刻。一个很好的实践例子是蒙台梭利的课堂。蒙台梭利提倡经常性安静时刻，因为她相信安静能帮助孩子们调节注意、发展抑制性控制，并使他们对环境中的声音更加敏锐（Lillard, 2005）。

　　教室里的声音是能够和应该变化的，从合作学习或项目任务中的有目的的纷纷议论声到学生专注于学习新技能时的鸦雀无声，从完成例行任务时的轻松的背景音乐到引发有目的的控制和深思的安静时间。

来自专家教师

蒙台梭利和寂静游戏

　　蒙台梭利教室包含各种各样的活动。孩子们专注于有意义的学习——有些孩子自学，有些孩子在小组内学习。一些孩子会接受成人的直接指导，其他孩子会通过观察大一些的伙伴来学习。可以想象，脑中的所有突触在这些活动中形成。

　　蒙台梭利认可孩子们专注于自己选择的活动时获得的收获。同时她认为需要在一天中为孩子创造宁静来使他们巩固知识。她帮助孩子们了解安静时间的重要性的方法之一是一种叫作"寂静时间"的练习。寂静游戏让孩子们有意识地练习控制自己的冲动和动作。这种游戏可以以组为单位或以个人为单位实施，通过从书架上选择材料来引导孩子进入沉默。在两种形式中，孩子们都在学习自我控制。

　　在观察北京的一个蒙台梭利教室时，我看到一个孩子坐在忙乱的教室的中央的一个垫子上练习沉默，他的眼睛注视着放在他面前的沙漏上。蒙台梭利认为无论这种游戏在小组中实施（孩子们必须合作保持沉默，否则游戏结束）或者对个人实施，花费时间来练习保持沉默以发展自我控制和意志的力量是值得的。

Michelle Hartye

蒙台梭利教师，管理者和教师培训者

教室中的气味

　　在所有的感官知觉中，气味在人类的发展中具有独特的作用。正如在第二章解释的，丘脑处理感官信息，然后将信号转送到脑的不同结构进行处理。唯一的例外是嗅觉输入，它绕过丘脑，而直接输入到脑的边缘系统被情绪和记忆相关的脑结构处理（Gazzaniga, Ivry, & Mangun, 2009, p.171）。这可以解释为什么特定的气味能产生生动的记忆，例如奶奶的苹果派的香味或者与过去的某人相关的收藏品的香味。

○ 在所有的感官知觉中，气味在人类的发育中具有独特的作用。

对气味在人类行为中的作用的研究发现，气味在情绪和记忆中起作用（Herz, Eliassen, Beland, & Souza, 2004; Herz, Schankler, & Beland, 2004）。例如，研究发现某些气味，如橘子和薰衣草的味道能降低焦虑（Lehrner, Marwinski, Lehr, Johren, & Deecke, 2005）。类似地，在注意相关任务中，在铃兰和薄荷气味中的受试者比在没有气味的环境中的受试者表现得更好（Barker et al., 2003; Warm, Dember, & Parasuraman, 1991）。

○ 在注意相关任务中，在铃兰和薄荷气味中的受试者比在没有气味的环境中的受试者表现得更好。

对教室环境中的气味的研究展示了相似的结果。Gabriel（1999）报告了在教室环境中增加芬芳油使学生的脱离任务行为减少了54%。Epple和Herz（1999）发现臭气能影响情绪体验，进而影响行为表现。他们给正在完成令人厌烦的任务的学生引入一种特别的气味，从而在这种气味和厌烦之间建立连结。在完成另一个不同任务时，他们引入了相同的气味。相比于没有气味的条件，有其他气味的条件下学生的表现出现了显著的下降。

这些研究说明气味影响情绪和表现，因而可以提供另一种环境要素来增强学生的注意和记忆。但是，在教室中增加气味时应该小心避免引入人工化学物而导致过敏。天然产品对孩子们来说会更安全。让我们听听专家教师如何使用气味来增强学生们的兴趣、注意和行为表现。我们将听到8年级学生Angela对她的语言文学老师的课堂的描述。

○ 气味影响情绪和表现，因而可以提供另一种环境要素来增强学生的注意和记忆。

来自专家的学生

香草使我高兴

我每天都上的最喜爱的课程毫无疑问是语言文学课。我喜欢这门课和这门课的老师，仅仅是在教室的感觉就让我很喜欢。这也许听起来有些可笑，但那间教室与普通的教室不同。墙壁是古铜色的，窗户用暗红色的窗帘遮盖，而且房间有香草味。这使我在这里时感觉很好，有点像在家里妈妈做香草布丁的时候。我喜欢在这个房间做事，因为我感到放松和高兴。教室里的所有人都有相同的感觉，没有人会在这堂课里发ум。去那里就是很好玩。我希望更多的老师能够像 Hallam 先生那样来布置教室。这真的让我们感到他在乎我们学到什么，也在乎我们的感受。

Angela

David Hallam 班上的 8 年级学生

运动对注意的作用

很少有人会同主流媒体争辩肥胖症问题和儿童运动较少的问题。随着现代技术的发展，体育运动已经不再是日常生活的一个自然部分。就像 John Ratey（2008）指出的，运动根植于我们的生物基础，并且强烈影响认知；运动的肌肉在血液中产生影响学习的蛋白质。Ratey 和其他人（如 Hillman, Buck, Themanson, Pontifex, & Castelli, 2009）也指出体育锻炼能增进某些调节警觉性、注意和动机的心理活动。

○ 运动根植于我们的生物基础，并且强烈影响认知。

让学生们在学校环境里活动变得越来越难，学校一直在减少体育教育和体育项目，以便为针对需要考试的内容提供更多的上课时间。这是很不幸的现实。尽管如此，教师仍然可以在教室中和在课堂上为学生提供活动的机会。有目的的活动可以利用教室空间实现，如活动中心、研究空间、图书角、阅读角及其他的小组和个人活动。此外，在学习中的活动能通过艺术活动的整合实现，如表演、舞蹈、舞台造型、瑜伽，以及其他形式的创造性活动。我们将在脑−目标 4 中更多讨论艺术整合的策略。

教室中的秩序和美

一些关于学校的哲学和实践能为有目的地利用物理环境——如蒙台梭利专注于精心布置的环境，瑞吉欧方法[①]利用它的像艺术工作室一样的教育环境——促进学习中的专注而提供很好的模式。在以上两个模式中，秩序和美是教室的关键要素。例如，蒙台梭利强烈提倡，学生在整洁而不杂乱、充满美感的环境中达到最佳的学习（Lillard, 2005）。瑞吉欧方法强调环境是让孩子发展和成长的关键要素，它帮助孩子沟通、交互、创造和发现（Cadwell, 2003; 1997）。

○ 学生在整洁而不杂乱、充满美感的环境中达到最佳的学习。

我在学校的经历使我相信并不是所有的教师能理解秩序和美的重要性。尽管我可以举出很多可爱的教室环境的例子，但我也目睹了杂乱无章的教室，在那里垂直空间被许多从不更换的海报占据，水平空间堆满了书、报纸、项目文件及大量的其他物品。让我们听专家教师谈谈她是如何布置教室来体现秩序和美，以及这些努力如何影响她的学生。

来自专家教师

西班牙的味道

当 Grace 走进西班牙语教室，她闻到一种好闻的、使人镇静的精油味道。当深吸一口气后，她表达了对这个房间的喜爱。天花板的日光灯前挂着轻薄的织物，消除了炫光，以使学生的专注不受到影响。

字典、学习用品、西班牙语杂志和西班牙语图书被整齐地安排在绿色和蓝色的书架上。房间里有一个高大的黄色展示架，放着学生的

[①] 瑞吉欧方法：由心理学家洛里斯·玛拉古吉发展的一种学前教育和初级教育方法，在意大利的瑞吉欧小镇进行了实践。——译者注

作品和来自西班牙的各种物品与艺术品。房间里还有两扇落地窗，可以看到外面的花园和小路。靠窗的座位上放着大的绿色和棕色的坐枕，学生们可以聚集在一起用西班牙语对话、阅读和小组合作。

教室两边的墙上有一幅明亮的西班牙语贴花，房间前面的左上角有一个深褐色的贴花，画着站在树枝上的猫头鹰，这是这间教室的吉祥物。教室的前部是需要学生注意的地方，因而就是简单的白色和绿色调。在右侧的灰色柜子上有一面高频词墙，在白板上沿还有几张发音和语法规则表。当学生眼睛环视时，还能看到阿罕布拉宫的海报、西班牙日历以及用西班牙语写的每日名言。

环境很重要，这个房间里的每件东西都是精心设计的。房间里没有成堆的纸张、过期的展示，或者沾满灰尘的书堆。我从研究和实践中得知关注学生所处的环境会对他们的学习经历产生有益的影响。

今天的学习单元是伊斯兰西班牙①，在每个学生的课桌上有一个克莱门柑橘②。当介绍西班牙的安达卢西亚③时，学生们用西班牙语描述它的颜色和气味，并拿着小柑橘来感受它的纹理。他们看一系列在西班牙南部拍摄的照片，看狭窄的街道、自由市场，以及最重要的塞维尔的伊斯兰、基督教和犹太人区。他们在很多图片中看到克莱门柑橘的生长。当他们开始吃柑橘时，教室里充满了他们之前用西班牙语所描述的橘香味。当他们再一次拿起克莱门柑橘时，他们怎么会想不起安达卢西亚呢？

这种感官的"饱和"让学生们从多个角度融入到学习过程中。超越了视觉和听觉感官的课堂能有力地抓住学生的兴趣并且建立神经连接。将气味、味道和触觉引入课堂会极大地增强学生的体验。

○ 环境很重要，这个房间里的每件东西都是精心设计的。

Elizabeth Levy
中学西班牙语教师

---

① 伊斯兰西班牙：指伊斯兰教在西班牙兴盛的时期，709—1614 年。——译者注
② 克莱门柑橘：是西班牙农民将无核小蜜橘嫁接到克莱门氏小柑橘上所产生的特有品种。——译者注
③ 安达卢西亚：西班牙南部的一个富饶的自治区。——译者注

总之，学习的物理环境中的一些特征能吸引学生对课堂的兴趣，为他们提供舒适感和归属感，最终会影响他们在学习中的注意和参与感。作为又一种帮助教学和学习过程的工具，教师在设计每个学习单元的目标时，应该有意识地规划物理环境。我们在第六章的脑－目标3将讨论有关学习目标的细节。

在我们完成脑－目标2的学习前，我们看看 Clare 和 Suzanne 如何在他们的教学单元"手斧男孩"和"基因"中运用学习环境。

以脑为导向的教学单元在课堂中是怎样的？

学习单元

在野外独自生存：学习小说《手斧男孩》

年级/教学内容：5年级/语言艺术

作者：Glare O'Malley Grizzard

单元首要目标：学生通过分析篇章、情节、中心思想和意象，增强阅读理解的语言艺术技能。

脑－目标2：为学习创造良好的物理环境

Brian 在加拿大荒野中的历险和我们对小说的学习为我们提供了许多扩展课堂边界的机会。因为这部小说的主要背景是自然环境，我们试图回答 Brian 是如何利用自然环境来生存的。这个单元的教学在语言艺术教室和艺术工作室进行，我们可以在两种"环境"中表达小说的主题。我们鼓励学生从多感官——视觉景物、声音、触觉和气味——来认识这部小说。以下是在这个教学单元中进行的一些活动。

> ○ 我们鼓励学生从多感官——视觉景物、声音、触觉和气味——来认识这部小说。

我们将自然环境引入教室，并且到室外进行简短的野外旅行来扩展学校环境。在围绕校园漫步时，我们致力于对周围环境的一种新的感知。我们做野外考察记录，画地图，带着写生簿，并且描绘观察到的植物和昆虫。这些材料会被展示并用作其他活动的参照。

　　我们更新了信息展示板和教室的布置来反映我们在小说中读到的加拿大的景色。这些布置会成为对话和写作的中心点。学生们用自己的绘画来装饰教室，这些绘画来自对自然物种的观察、对小说所描绘的事件和场景的想象，以及他们的自画像。

　　我们邀请艺术家创作了一副描绘野外场景的壁画。它成为很多活动的背景，包括剧场演出和诗歌创作。

　　学生们进行野外研究，画出他们遇到的东西。他们用一种新的方式观察和记录环境，这反映了小说的主人公如何成长为环境的敏锐观察者。

〇 学生们进行野外研究，画出他们遇到的东西。

　　学生们在野外漫步中收集材料，在教室中创建一个自然角。在一整年中都可以看到植物（包括可食用的）在窗台上排成一排。

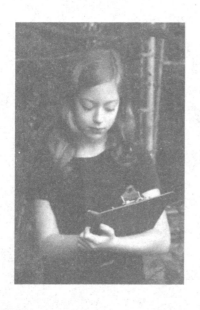
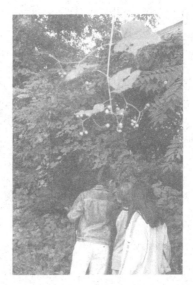

学习单元

基因和遗传——跳出庞纳特方格来思考

年级/教学内容：10年级/生物

作者：Suzanne P. McNamara

单元首要目标：学生需要将他们对基因和遗传学的理解应用到对当

前的医疗和社会热点以及人类多样性的讨论中。

脑 - 目标 2： 为学习创造良好的物理环境

创建教室艺术馆

我过去总是想以装饰我家的方式来装点教室。我试图在空白的墙上填满图画，将窗台填满植物，将书架填满书，将信息展示板填满海报。一开始我的教室看起很棒，但是这个环境是静态的，直到暑假前我把所有的东西拿下来。尽管保持一致和秩序会帮助孩子们知道要期待什么，但创造一个与课程一致的动态环境也是非常重要的。过去我使用相同的海报，悬挂相同的照片，使用相同的符号，并且展示相同的图像。我的学生们知道每天会发生什么，他们所在的环境不会影响他们的学习体验。现在我已经认识到视觉上新颖和引人注意的教室的重要性。

老师们可以利用脑寻求新异性的天性，提供一些在视觉上更刺激的环境来支持学习目标。抓住学生们的注意有助于保持他们对即将发生的事情的兴趣和参与感。事实上并没有很多职业允许（和鼓励）员工使用和装饰一大间屋子，把它变成自己的。但是在某些情况下，这种特权伴随着一些限制，包括强制性的词汇墙和明令的标准。此外，一些教师并没有自己的教室，而是被迫到不同教室授课。尽管这些障碍带来了挑战，但重点是尽可能地多使用能带来视觉刺激的学习工具。

> ○ 老师们可以利用脑寻求新异性的天性，提供一些在视觉上更刺激的环境来支持学习目标。

通过在每个新学习单元开始时把墙清空，我能够创造一种氛围，使学生意识到焦点的改变并促使他们参与进来。学生小组的许多工作成果在第二天就会被挂在墙上。学生们不仅能够看到自己的工作，也能看到其他同学的，而且还能看到以前的班级的工作。每次墙上有变化时，学生们都会想要在教室里走一圈来看所有的工作实例，就像在画廊里欣赏艺术品一样。在学习过程中，学生小组会展示他们的作品，并且给作品写上题注，让其他学生能更多了解到每个作品。我通过这个过程使

> ○ 每次墙上有变化时，学生们都会想要在教室里走一圈来看所有的工作实例，就像在画廊里欣赏艺术品一样。

每个小组更加尽责，因为他们清楚其他学生会向他们学习。题注帮助回答观众的问题，类似于在博物馆中的展品说明。

在学习有丝分裂和减数分裂时，我要求学生小组制作某个阶段的模式，并且负责回答关于这个阶段的问题。这个活动结束后，所有小组的模式都被收集起来，并在第二天按照顺序挂在墙上。学生们看到所有的部件组合在一起时非常兴奋，他们能够很轻松地区分各个阶段的相似性和区别。第二天，学生进入教室时会看到一些模式被移走了，我要求他们回答哪些模式不见了，并且描绘它们。

学生们获得了对教室的拥有感，开始带来一些物品。他们带来了报纸上的文章、家里双胞胎的照片、DNA 分子的卡通图和结构图，以及许多其他的东西，放到墙上挂着的他们的作品中。我开始觉得我的教室更像是一个艺术馆，而不是一间起居室。墙上展示了学生们精心制作的作品，反映了他们在本学习单元的学习目标。我更注意墙上的作品的质量，而不是用海报填满空白的墙。当学生们参与创造他们的教室环境时，他们开始将这里当作自己的空间。清理自己的作品，把掉下来的作品重新挂好，这些已经成为这个教室的一种文化。这间由科学教室变成的"艺术馆"是个动态的、具有视觉冲击力的学习场所。

○ 这间由科学教室变成的"艺术馆"是个动态的、具有视觉冲击力的学习场所。

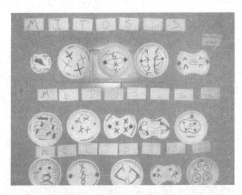

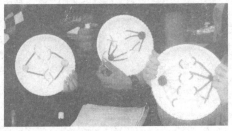

第六章
脑 – 目标 3：设计学习体验

> 教育的一项基本原则：传授细节会带来混乱，而建立事物之间的联系会带来知识。
>
> ——蒙台梭利

前面两章内容着重探索一些研究和实践，专注于营造积极的情绪氛围以促进学习（脑 – 目标 1）；创造良好的学习环境，以帮助学生提高学习的注意力和参与度（脑 – 目标 2）。以脑为导向的教学模式的下一步是设计学习单元，即教学路线图。在这个目标里，教师使用内容标准和课程大纲来决定学习目标、活动以及评估方式。这些重要的内容都会以视觉的方式呈现给学生（比如概念图等各种图形表现形式），其目的是从整体上展示新的学习内容与以前的知识如何衔接、活动安排如何达成学习目标，以及评估是如何设计以验证学生对概念、技能与内容的理解。

想象一下在完成一个大型拼图游戏时，如果没有看到过呈现在包装盒外面的完整图片会是什么感受。毫无疑问，了解完整的图片会使每一片单独的拼图插片都更有意义。同样地，当我们通过给学生提供更宽广的视野或者"整体图"来指导学习时，我们会更有效地帮助学生理解以前的知识和新知识之间的联系，并且能更好

○ 当我们通过给学生提供更宽广的视野或者"整体图"来指导学习时，我们会更有效地帮助学生理解以前的知识和新知识之间的联系，并且能更好地说明学习目标之间的关系。

地说明学习目标之间的关系。这与大脑的习性相一致，大脑总是在寻求最近出现的想法与储存在记忆中的信息之间的相似模式和关联（Posner & Rothbart, 2007）。

按照传统的课程组织形式，教师的典型性做法是，按照一个技能顺序表、教科书的章节或者课程大纲中的主题来安排课程。这种安排经常是从一个主题直接跳到另外一个主题，脱离更广泛的上下文背景。尽管这种授课方法可以提高特定内容的学习效率，但是学生很可能会错过整体概念或者"全局观"，而这些对深入理解和记忆很重要。尽管一些学生可以靠自己建立类似的连结，但是他们更多的时候是在孤立地学习内容，而无法与他们以前学习的知识和其他内容建立连结。

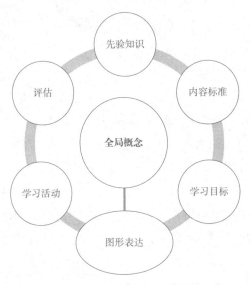

脑 - 目标 3：设计学习体验

我们早已知道通过视觉表征形式，比如概念导图形式的外显性地讲授整体概念的方法非常有效（比如：Ausubel, 1960; Luiten, Ames, & Ackerson, 1980）。研究表明当使用概念图来说明学习目标与活动之间的联系时，学生对概念的理解、记忆和学业成绩都得到了提高（Boon, Burke, Fore & Spencer, 2006; Chiou, 2008; Osmundson, Chung, Herl, & Klein, 1999; McAleese, Grabinger,

○ 我们早已知道通过视觉表征形式，比如概念导图形式的外显性地讲授整体概念的方法非常有效。

& Fisher, 1999）。

　　理解概念之间如何互相关联的能力只有在学生已经掌握了一些与即将学习的新信息相关的先验知识时才能增强。比如 Chiesi，Spilich 和 Voss（1979）通过实验证实在某一个知识领域中，以棒球知识为例，掌握更多知识的学生能更好地联系和记忆所学的相关知识。对有阅读障碍的学生来说，拥有前期的知识储备更为重要。在一个研究中，Recht 和 Leslie（1988）比较两组学生，分别是在某一个知识领域中，阅读能力差而拥有前期知识储备的学生与阅读能力强但不具备前期知识储备的学生。结果显示阅读能力差的学生尽管阅读理解能力有限，但是因为具有前期知识的储备，他们依然能比阅读能力强但没有前期知识储备的学生记住更多的内容。总而言之，这些研究表明，教师除了要为学生呈现一种整体的学习图式，还要确定学习内容建立在学生已有的知识基础之上。

> ○ 研究表明，教师除了要为学生呈现一种整体的学习图式，还要确定学习内容建立在学生已有的知识基础之上。

认知发展和整体思维

　　Bransford（2000）阐述道：知识不仅仅是一系列事实和公式的累积，知识更应该围绕着核心概念或者重要理念被组织在一起，最终形成思维。这种对学习的观点与一种我们熟知的典型认知结构——图式或"对所有事物的共同点的心理表征"相一致（Byrnes, 2008）。根据图式理论的观点，对普通事物不同方面信息的整体理解有助于我们对内容进行分类，更有效地记忆信息，更深入地理解概念，更高效地解决问题。另外，了解事物之间的联系可以协助我们更好地进行抽象思维，更好地理解迥然不同的信息之间所存在的关联（Byrnes, 2008）。

> ○ 了解事物之间的联系可以协助我们更好地进行抽象思维，更好地理解迥然不同的信息之间所存在的关联。

　　Byrnes（2008）指出，不同于其他学习理论，比如皮亚杰的认知发展理论，图式理论并不适用于学习的发展进程。例如，它不能解释新的或者年轻的学习者与老的或者专业学者在加工整体理解上的差异。但是最近的研究提供了关于整体思维发展不同阶段的更宏观的描述。Poirel，Mellet，Houde 和 Pineau（2008）研究童年期视觉加工的发展，他们比较了整体视觉加工（整体图）和局部加工（各个部分）。结果显示 4 岁大的儿童更倾向于关注图片的各个部分，而不是整体图。但是研究同时还显示，超过 4 岁的儿童更倾向于从整体的角度来加工图片。到了 9 岁，被试表现出一种成人式的整体加工方式。他们更多是通过整体的印象来识别一幅图片，而会忽略组成这张图的个别部分。这些结果提示，在小学低段中，通过视觉呈现信息的整体结构，如视觉组织图，对孩子来说是最为有效的学习方式。

设计以脑为导向的教学单元

在 BTT 模式中，脑 – 目标 3 鼓励教师设计视觉组织图来呈现学生将在本单元学习过程中体验到的主题、内容、活动以及评估方式（Hardiman, 2003）。这种整体计划可以让学生看到主题之间的关联，了解活动与学习目标之间的联系，有助于他们展现出对课程目标的理解。从教师的角度来看，设计 BTT 学习单元要求他们必须对内容有深入的掌控，而且还强调跨学科的关联以及富有创造性的教学活动。这与 Tomlinson 和 McTighe（2006）倡导的"计划回溯"的理念不谋而合，这种理念鼓励教师确定以后将要持续学习的关键性内容，决定学生应如何展现他们的理解，并且设计教学活动来实现教学目标。这里我简要地描述发展和设计一个 BTT 学习单元需要考虑的各个方面，包括选择学习的方向和目标、设计活动、设立评估标准，并通过各种图表呈现关键概念。

○ 这种整体计划可以让学生看到主题之间的关联，了解活动与学习目标之间的联系，有助于他们展现出对课程目标的理解。

来自专家教师

如何开始一个学习单元：概念图

以脑为导向的教学模式已经成为我展开一个单元的工具，无论是我写的还是我教的课程。当开始某个单元的起始段落时，我总是先画一张概念图。我先为自己画一张，用纸和铅笔，这样可以直接将我的思想演化过程诉诸笔端。一旦概念图完成，我就会用大的图表纸和彩色标记笔再画同样的概念图，在开始学习一个单元之前先呈现给我的学生看。这样可以让他们看到通过这个单元我们将要学习的方向，并把概念图和学习内容关联在一起。学生们不用猜测每天将在课堂上做什么，有一个清晰的概念图来指引他们。概念图将所有的知识结合在一起，一目了然。我建议把概念图贯穿于整个单元，我的学生正是如此。在单元结束之时，我发给每一位学生一个小的概念图，让他们留存。我们把概念图的每一个部分都过一遍，并讨论我们是如何学习每个概念的。这些讨论结束时，学生们已经能自己联想起他们已完成的学习内容。因此，他们对于已经掌握的内容显示出更强的自信。

Amanda Kowalik

小学教师

教学决策：为学习目标和目的服务的内容选择

当教师开始设计 BTT 教学单元时，首先要做的决定就是确定关键性的概念、内容和技能，那些学生需要学会的，不仅仅是为了通过单元测试，而是为了有助于长期的学习。这种教学决策通常是很难的。很多教师总是很惋惜，他们总是被要求在极短的时间内尽可能地覆盖更多学习内容。不幸的是，这种"一寸深度，一英里宽度"的课程设计要求总是迫使一些教师快速地过一遍内容，缺乏互动和问题解决的活动，而这些活动其实都有助于学生对内容的长期记忆，当然也会让学生以更高的热情参与到学习之中。教师和学校管理者对课程设置的决策当然会受到高风险阅读和数学考试、课程标准测验和应考升学考试的影响。然而，对更具体的学习目的和目标的教学决策是由教师选择的，这可能需要在内容标准、课程大纲和教科书之间不停地转换，最终决定学生在教育环境中获得成功并成为终身学习者所需的知识和技能。

○ 首先要做的决定就是确定关键性的概念、内容和技能，那些学生需要学会的，不仅仅是为了通过单元测试，而是为了有助于长期的学习。

学习活动

当教师决定课程的学习目的和目标后，设计的第二阶段是决定活动，使学生参与到学习之中，最终达到长期记忆学习内容的目的。教学活动可以有很多形式：从教师的授课到以问题为基础的互动式学习。BTT 模式鼓励教师使用多样性的教学方式——更传统的教学方式可能是直接为达成学习目标而学习，而在不同情况下，教师将希望学生更多地参与互动式的任务，比如艺术 – 整合学习（见脑 – 目标 4），或者创造性地问题解决（见脑 – 目标 5）。在设计学习活动时最重要的考量是确认这些活动是有意义的并与学习目标相关联。就像 Tomlinson 和 McTighe（2006）提出的那样，教师应该避免那些像"棉花糖——当下愉悦有余但是缺乏长效实质"一样的活动。

○ 教学活动可以有很多形式：从教师的授课到以问题为基础的互动式学习。

来自专家教师

绘制学习之旅的地图

在我完成教师培训之前，我常常幻想着一种"路上的学校"，在这个学校里另外一位老师和我有 12 名学生和一辆大房车，我们将带着学生来一场为期 40 周的旅程，终极体验式教育。当然，这种想法是完全不切实际的，但是我将与学生相处的 180 天时间看作是一种旅程。正如在没有地图的情况下我不会带着他们穿越国家，在没有课程地图的情况下我也不会授课。

我为每一个学习单元设计的课程地图包括所有的重要技能和概念的细节。核心词汇也会包括在内。我用课程地图来设计如何整合服务于学习目标的多艺术和多感官策略。我还会使用课程地图（或网页）来确定与以前知识结合在一起的最有效方式。跨学科团队可以设计出以指数增长的丰富方式，可以从多感官来激活图式。我使用网页作为每一个班级教学大纲的一部分，而且我也发现家长真的很高兴能够了解他们的孩子将要学习的内容。

当开始一个新单元时，我将课程地图呈现在班级里，我们复习学生可能已经掌握的以前的知识点。这可以帮助我在设计每一节课程时更具有分析性。作为一个特殊教育教师，任务分析已经成为我的设计中的一个重要部分。在我设计的技能和策略中，哪些技能是我假定学生以前就已掌握的呢？比如，当我教文艺复兴时期的地理时，我知道绘图法将成为学习体验的重要部分。对我带的这个团体来说，我将花费多少时间在关键性的概念上，比如基础方向和相对方向、绝对和相对的位置、发现精确的比例？

当生成这些课程网页时，我认为需要注意的是：怎么把课程网页制作得生动有趣而非杂乱无章？我在教室的哪个显著的地方来张贴地图，使它可以作为一种检查表来评估对技能和内容的掌握程度？我如何让学生参与到我的教学设计之中？

最后，拥有对所有事物（在一个学习单元之内的）的清晰的视觉表征是对自己教学的效率客观认识的重要途径。我能在规定内容的基础上，分析并优先处理一些内容。

> ○ 拥有对所有事物（在一个学习单元之内的）的清晰的视觉表征是对自己教学的效率客观认识的重要途径。

Susan Rome

中学社会研究课程教师

评估学习

在教学设计的阶段，教师应该考虑课程需要的评估手段是什么，比如是以内容分段为基础的基本测评还是整个章节结束后的测验。除了这些传统形式的考试，教师应该考虑其他方式的评估，比如在单元测验中应该包括基于平时表现的考察，包括规定好不同活动和任务在评分中的比重。在脑-目标6中，我们将考虑评估在学习中的角色以及其他不同形式的评估。

在以脑为导向的教学模式中使用视觉组织图

视觉组织图在授课中的使用并不新鲜，事实上研究者早在 1960 就确立了视觉组织图对学习和记忆的关键性作用（Ausubel, 1960; 见 Mayer, 1979, 综述）。与这些发现相一致，很多教师使用维恩图、原因 / 效果图、线性或循环序列、蛛网图或者概念模式组织图。对一些老师来说，当他们考虑 BTT 模式时，可能会存在的不同之处是使用组织图作为框架来组织学习单元（比如针对一个主题，持续 2 ~ 3 周的学习单元）或者是可能持续整个学年的对一系列技能的学习。教师可以采取很多的形式来和学生分享这种高级的组织图。有时给学生一个完成的作品，而有时提供给学生一个组织图的起始阶段，要求学生在整个学习单元的进程中完成。Hyerle（2011）将"思维导图"描述为一种工具，它代表了"在整个学习群体中的一种用于思考和学习的、共同的视觉语言"以及"将思维图教给学生以帮助他们提高自己独一无二的认知能力并将这些能力转化到学术领域中"。下面，我们来看一些教师在他们的课堂上使用概念图的例子。我们来听听 Clare 和 Suzanne 说说他们是如何把概念地图当作他们教学的重要组成部分的。

○ 对一些老师来说，当他们考虑 BTT 模式时，可能会存在的不同之处是使用组织图作为框架来组织学习单元。

来自专家教师

二维形状的分类

因为学生自很小之时就能识别形状，他们可能会想几何学就是"小儿科"，因而会在学习复杂几何知识的时候掉以轻心。概念图可以让学生直观地"看到"他们将要学的而不仅仅是形状命名。概念图不仅让四年级的学生总览了二维形状，还能帮助学生识别每一种图形的特征。另外，概念图还为学生提供空间让他们能把自己的理解用图画的方式明确地表达出来。

Meredith Adelfio, Victoria Douglas, Vicky Krug,
Kelly Murillo, Jeremy Mettler
约翰·霍普金斯大学"意识、脑和教学"项目研究生

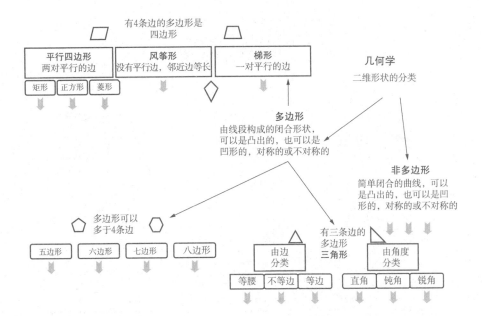

如何实施民主：政府三权分立制度

　　每一位年轻人都知道我们的政府给所有的居民提供选举权，但是我们的自由不仅仅是依靠选举实现。我们的民主在政府三个部门之间的权力平衡中得到滋养。对高中的学生来说这也是一个很复杂的观点。这种概念图帮助学生将这三个部门之间的关系及组织特点形成思维图像。在这一单元的学习过程中，学生会找到并研讨关于每一个部门的时事评论。在概念图下方的空白中，他们将记录下对评论文章标题的描述。

Carol Lautenbach, Harriett Saviello, Misty Swanger

约翰•霍普金斯大学"意识、脑和教学"项目研究生

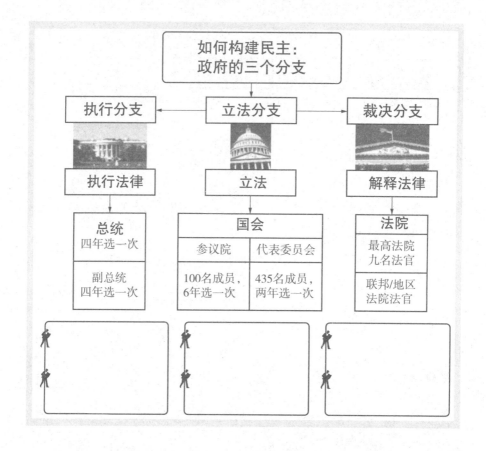

来自专家教师

寓言：学习做出明智的选择

　　除了识别寓言的结构和特征，在这一文学章节里，学生要探讨从动物角色中学到的寓意并且要反映到他们自己生活中相似的经历之中。设计这张概念图就是为了提示他们，他们自己也拥有寓言故事所呈现的那些个人特质，正如故事中的那些动物一样，这些特征会导致特定的情景出现而留下教训。

Amy Cotugno, Marian Derlet, Emmalie Dropkin,
Dev Sharma, Juliet Stevens

约翰·霍普金斯大学"意识、脑和教学"项目研究生

寓言
学会做明智的选择

读关于_____的故事	学习我是谁
动物形象代表 _____ = _____ _____ = _____	我的一个有趣表现
学到的道理或教训	我学到的道理或教训

来自专家教师

土著美国人在前殖民地马里兰

幸运的是，以脑为导向的教学模式帮助我认识到设计完美的概念图的价值。这些视觉呈现图使我们能一直聚焦于核心观念，同时还有助于我们更多注意到很多小的细节，丰富我们的学习过程。

比如，对某个学习单元的基本的理解：我们使用今天如何生活的信息来理解很久以前的人是如何生活的。因为这一核心观念交织贯穿于整个单元，我使用粗体格式在这个单元概念图的最上方显著地标注出来。这样每次当我们打开概念图来展开活动或者去探索接下来我们将要做什么时，明显的标注就很容易让我们快速地聚焦于这一主题。

在每个教学单元里，学生都能获得一个主题的相关知识和技能，他们也会有机会把对知识的新的理解应用到不同的情景之中。年轻的学生常常不能很好地建立这两种类型的学习经历之间的联系，所以为了加强知识和应用更深入的结合，我放置一个特别的"圆形图"标记——"你需要知道/这样你就可以"给每次活动配对。当学生掌握了概念知识或技能时，他们在每一个标记的外圈涂色。当他们后来应用这些知识时，他们在圆圈内部涂色。

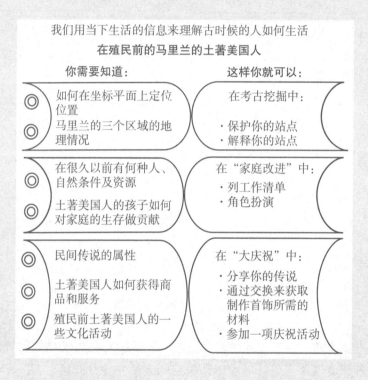

在一个数学课堂里，涉及跨学科的知识，学生学习如何在一个坐标平面上定位。然后他们要应用这个技能，他们试图"保持一个位点"来作为美国土著的定居之处，就像考古学家们所做的那样，在一个地图的坐标方格上绘出史前古物器保留的位置。因为跨学科单元的某些活动非常强调"动手参与"（在考古活动中，学生会在泥土中掘地三尺），父母可能会想是不是孩子们玩得太开心了，会影响到学习。为了预防任何误解产生，我会给家庭寄一份单元概念图的副本，同时另附一张纸，内容是与图匹配的学习目标。这样做可以让父母在家庭里依照课程设计予以配合，可能的话，这样也许可以激发一些晚餐餐桌讨论："今天我在学校里学了什么。"以脑为导向的教学激发所有的感官，鼓励积极的体验和更高水平的思考。在如此多的层面上学习如此丰富的内容，一个好的概念图能帮助我们所有人——学生、教师和家长一直有目的地向着我们设定的学习目标迈进。

○ 在如此多的层面上学习如此丰富的内容，一个好的概念图能帮助我们所有人——学生、教师和家长一直有目的地向着我们设定的学习目标迈进。

Sharon Delgado

小学特殊教育教师

以脑为导向的教学单元在课堂中是怎样的？

学习单元

在野外独自生存：学习小说《手斧男孩》

年级 / 教学内容： 5 年级 / 语言艺术

作者： Glare O'Malley Grizzard

单元首要目标： 学生通过分析篇章、情节、中心思想和意象，增强阅读理解的语言艺术技能。

脑 – 目标 3： 设计学习体验

在本学习单元的设计过程中，我们自始至终使用了图形信息的展示：教师的设计图、学生的讨论指引，以及在整个教学过程中作为参考的覆盖整个单元的概念图。

第一步是要在英语和语言艺术的规范中确定我们的单元所涉及的核心标准是什么（www.corestandards.org/the-standards/english-language-arts-standards/reading-literature/grade-5）。这些标准如下：

• 通过课本内容的细节决定一个故事、戏剧或诗歌的主题，包括故事或者戏剧中的角色是如何应对挑战的，或者在一首诗歌中，作者是如何表达其主题的，总结课文。

- 解释一系列的篇章、场景或节段是如何整合在一起以支撑一个特定故事、戏剧或者诗歌的。

- 描述一个讲述者或演讲者的个人观点是如何产生影响的，事件是如何刻画的。

为了形成一个本单元的概念图，我们确定根植于标准的首要问题或者主题，来解构小说的主题并指引我们的研究转向"在野外独自生存"。我们确立 Brian 生存下来所需的三方面的能力是创造性、敏锐的观察力和合理利用身边的事物。我们根据这三个方面将学习单元组织为三个主题思想：

- 学习利用环境
- 倾听内心深处的声音
- 成为与众不同的观察者

按照我们的课程标准，我们为这三个主题分别策划了用于教学的活动和策略。我们用相关的引导问题与学生一起来创建本学习单元的概念图：

- 你是如何使用环境的？
- 你会对自己说什么？
- 这种经历会如何改变你看这个世界的方式？

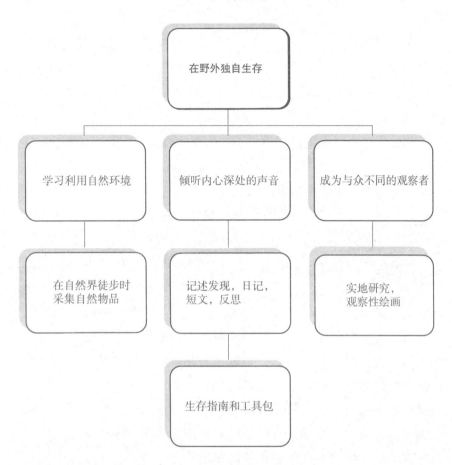

当学生们展开本单元的不同活动时，他们使用自己设计的图形标志来确认正在探索的主题并在整个单元图中标记自己的进展过程。

学习单元

基因和遗传——跳出庞纳特方格来思考

年级 / 教学内容： 10 年级 / 生物

作者： Suzanne P. McNamara

单元首要目标： 学生需要将他们对基因和遗传学的理解应用到对当前的医疗和社会热点以及人类多样性的讨论中。

脑－目标3：设计学习体验

整体观

当我的学生开始学习新知识时，运用脑－目标3的概念是极其重要的。每天我都要看见学生如何使用以前的知识作为过滤器来建立新信息的意义及其关联。

我还发现为学生提供"整体观"的概念以及相应的支持概念，能帮助他们组织我正在教授给他们的新想法，能帮助他们更好地加工、整合、应用并更好地记忆本单元的核心内容。很明显，当我们孤立地传授学生技能和概念，他们通常会觉得这些内容空洞，还经常会被弄糊涂。概念图至关重要，它是一种视觉性呈现，它清晰地为学生呈现在整个单元中学习到的核心概念，以及这些概念是如何与以前的知识相联系的。

○ 概念图至关重要，它是一种视觉性呈现，清晰地为学生呈现在整个单元中学习到的核心概念，以及这些概念是如何与以前的知识相联系的。

当第一次介绍这种概念图时，我鼓励学生把它与以前掌握的知识相关联。学生开展头脑风暴，把联想到的任何相关的单词都添加在概念图上，这样可以把他们已经知道的各种相关的概念都显露出来。这种活动有助于介绍所学单元的主要概念，为概念图的建立提供基础。这张图会经常被引用，而且学生需要使用它作为一个框架往上面添加新的概念。调整这个概念图以帮助学生们通过学习整个单元来整合新的信息。

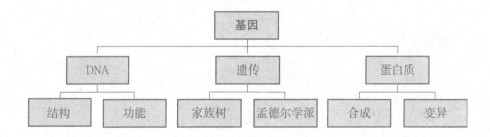

第七章

脑－目标 4：教授掌握内容、技能和概念

> 如果教学像说的一样，我们都将变得聪明到自己无法忍受。
>
> ——马克·吐温

正统的学校教育假设学生在学校学习惠其终身的学科知识、技能和概念。对于"习得知识"与"学会思考"孰轻孰重，教育界尚存争论；以脑为导向的教学模式建立于这样一个假设："学会思考"依赖于"习得知识"，这体现在方方面面。换句话说，欲成为高效的思想者，孩子们自身必须具备相应的背景知识，来适应当今的社会文化和胜任日常生活。并且，他们要努力让自己成为终身学习者——致力于探究和发现的问题解决者。对于该模式接下来的两部分，我们将讨论教师促进掌握学习目标的途径（脑－目标 4）和帮助学生学会创新性地将知识应用于解决现实问题的方法（脑－目标 5）。

> ◯ 欲成为高效的思想者，孩子们自身必须具备相应的背景知识，来适应当今的社会文化和胜任日常生活。并且，他们要努力让自己成为终身学习者——致力于探究和发现的问题解决者。

在上一章对脑－目标 3 的讨论中，我们关注的是教什么——基于此，BTT 学习单元得以建立。我们建议在视觉上展示这些目标和那些帮助学生达成目标的活动，以促进整体思维——这对计划教学的老师和接受指导的学生都有帮助。我们来继续探讨 BTT 模式，关注如何教的问题：教师采用怎样的方法策略可以使得学生掌握某个领域的知识。本章中，我

们首先考虑的是学习如何从根本上依赖于记忆的加工。我们将回顾人类的记忆系统并探讨记忆如何编码和提取，然后我们将从神经科学和认知科学方面的研究来辨别那些促进长时记忆的因素。最后，我们将探讨通过使用某种指导策略来衡量这些因素各自的重要程度，尤其是将视觉和表演艺术整合进班级活动中。

学习和记忆

学习和记忆如影随形，二者紧密相连。学习是对新信息的掌握习得，记忆则允许该信息存储并在一段时间后对其唤醒提取。对于某些信息，只需呈现一次即可长久存储在记忆中，而其他时候，信息需要重复多次呈现方可形成记忆。1980 年，William James 在其开创性巨作《心理学原理》①中把记忆描述为"发生在过去的大脑思维状态的回忆"。受此书影响，在 20 世纪中期"信息加工理论"产生了，该理论帮助人们理解大脑如何通过场景接收和加工信息，并将其保存在短时记忆系统中，也可能存储在长时记忆中，可以在后来的思维或行为中将其提取出来。信息加工的原型模式可见下页图。

> ○ 学习和记忆如影随形，二者紧密相连。学习是对新信息的掌握习得，记忆则允许该信息存储并在一段时间后对其唤醒提取。

记忆加工的类型

与其将记忆当作一个存储信息的容器，不如将其看作一个具备多种功能的系统和加工过程的组合。某些类型的记忆常与另一种记忆有交集重叠，科学家采用的记忆分类在多方面受人们能记住信息的类别的影响。科学家们提出一些理论模式来解释人们的记忆系统如何处理各种信息，

---

① William James 的《心理学原理》是西方重要的哲学、心理学经典文献之一，在哲学和心理学等领域产生了广泛的影响。詹姆士从将心理学当作一门自然科学的基本前提出发，研究了心理活动与大脑神经生理活动的关系，考察了关于人的心理现象的内省分析和实验研究等方法，对意识、记忆、想象、情绪、推理等各种心理现象进行了细致的讨论，特别是提出了思想之流（或意识流）的思想，在哲学史和心理学史上占据着独特的地位。——译者注

从没注意到的感觉输入到终身难忘的信息。尽管模式之间在细节上尚存差异，但它们大致上都描述了三种不同现象：（a）感觉信息的记忆转瞬即逝；（b）短时记忆和工作记忆（短暂存储阶段）；（c）长时记忆（相对永久性地存储信息阶段）

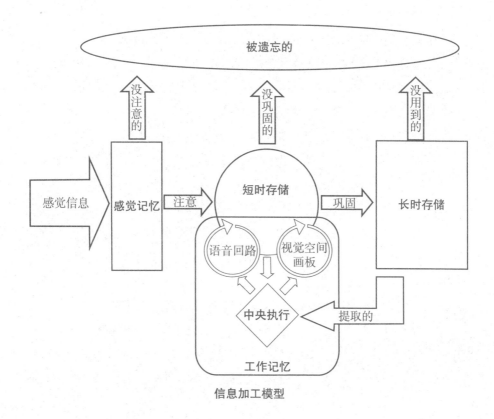

信息加工模型

感觉记忆

感觉记忆，持续时间从数毫秒至数秒，指来自环境中大量的视觉、听觉、嗅觉或触觉刺激输入的最早期阶段。这种信息大部分是没有到达记忆系统的，我们的大脑会过滤掉99%的感觉信息，因为这些信息无关紧要（Gazzaniga, 1998）。然而，Sperling（1960）发现，我们最先接收到的视觉刺激，尽管我们并未意识到有对其注意，但在它消失一小段时间后，我们仍能对它进行提取。比如，虽然并未主动聆听，但我们或许可以重复刚才听到的电视广告的最后一个词，这是因为听觉信息会短暂地停留在我们的感觉记忆中，就像可以再现的某种回音一样。但是，这种类型的记忆是转瞬即逝的，除非对刺激有某种附加意思，否则感觉信息是不会进一步被其他感觉系统加工的。

○ 我们的大脑会过滤掉 99% 的感觉信息，因为这些信息无关紧要。

短时记忆和工作记忆

在关于记忆的文献中，短时记忆和工作记忆常被交替使用，来描述对信息暂时存储的阶段。尽管这两种形式的记忆可能有一些相同的神经或认知机制（Unsworth & Engle, 2007），但短时记忆模式和工作记忆模式在概念上是不同的，二者解释的现象也有所不同（Nadel & Hardt, 2011）。从根本上看，短时记忆指对刺激信息存储约 20 秒的暂时阶段（如果个体对刺激信息主动地进行心理重复加工的话，其存储的时间也可能会变长）。工作记忆则不同，指信息存在于个体的意识层面，从而可以进行运算或以某种方式来处理信息的这样一个更加复杂的认知系统。关于工作记忆首个深入详尽的理论（也是最著名的）是由 Baddeley 和 Hitch（1974）提出的，他们提出了一个模式来描述信息被接收、存储和提取的基本的加工过程。工作记忆存储的信息常常来自环境——比如价格，人们会记住价格来做心理计算，算出折扣后省了多少钱。但

○ 短时记忆模式和工作记忆模式在概念上是不同的，二者解释的现象也有所不同。

是，人们也用工作记忆来提取和操作存贮在长时记忆中的信息。比如利用工作记忆，人们可以想起已安排的预约来算出下一个新预约安排在何时。

Baddeley 和 Hitch（1974）认为，工作记忆有三个部分：（a）一个中央执行，接收来自感觉记忆或长时记忆的信息，激活（b）"语音回路"（词汇信息）或（c）"视觉空间画板"（视觉信息、空间信息）。工作记忆的后两部分用来使信息保持在意识层面，以便被操作。对语音回路或视觉空间画板内的新信息反复地练习，可促成长时记忆的形成，也可促成心理操作的更深层的加工。但在多

○ 一旦来自外部环境的信息被处理，它们也就不再被需要，既而从记忆中消失。

数时候一旦来自外部环境的信息被处理，它们也就不再被需要，既而从记

忆中消失 [①]。

值得一提的是，有一种主流观点认为短时记忆和工作记忆的存储空间大约为 7 个单位。这个观点产生于 Miller（1956）的一篇文章关于"神奇的数字 7"。在文中，他提及人们加工信息的容积在各种不同的情况下似乎都局限于 7（上下浮动为 2）个单位，如数字或词汇等。沿着 Miller 的观点，许多后人做出一个总结，即短时记忆或工作记忆的容量总体而言是 7 个单位或 7 个组块。这个结论其实是对 Miller 那篇文章的过度解读，自从文章发表后，大量的反例和减轻因素（如某个领域的专家，练习等）被提出（Shiffrin & Nosofsky, 1994）。实质上，Miller 本意是强调人们的信息加工容量是有限的。关于工作记忆容量局限于 7 个单位的观点仍然无解——尽管近来更多的证据（如 Cowan, 2001）表明认为工作记忆容量有限的观点是合理的，这个有限的容量更近乎是 4 个组块。复杂的是，这个结论的建立是基于认为可将信息分为明显的组块。而现实中，并没有一个清晰的方法将信息组块。因此，没有正当理由将教育内容划分为固定数量的组块。相反，教师应当依据他们的直觉并探索出一个相对自然的方法来将信息分块。对某个既定任务，非常重要的一点是，教师要考虑学生每次可接受的信息量能维持在他们的意识层面，找到有效的方法来为信息分块，并且避免给学生填鸭过多毫无关联的信息。

长时记忆

长时记忆，指对信息的存储（不进行主动的练习）达到一个明显较长的时间，可以是数年也可能是一生。虽然，如果信息不经常被提取，会导致其在一段时间后被遗忘，但是那些用于实际目的的长时记忆信息容量是无限的。在长时记忆中，外显记忆与内隐记忆的区别是很明确的。其他不同记忆形式之间的区别都可被认为是在这两大类名目之下。

外显记忆。所有外显记忆均可被描述为陈述性记忆。这种形式的记

[①] 进入我们工作记忆的众多信息中，多数是不需要被长时存储的，如将某个手机号码输入手机时，我们需要工作记忆，但一旦输入完成，我们就不必再记住它，除非努力形成长时记忆。——译者注

忆处理个体意识层面的知识，比如，意识到发生在我们日常生活中的信息或意识到我们自身已掌握的信息。当我们回忆过去发生的事情时，比如玩游戏或赢一场网球赛，这种记忆被称为情景记忆。情景记忆不影响与事件相关信息的存储和提取。如 Squire 和 Kandel（1999）解释道，我们不会像摄像机那样，我们无法简单地"心理记录"下每件事如其发生时一样。我们每次记住一件事，会用已记住的某个关键信息来重建体验，有时候这会导致细节上的改变或更明显的不准确性或修饰。情景记忆与语义记忆基本上是相反的。语义记忆指记住事实或概念的能力——关于世界的命题，符号和词汇的意思，语法规则，对象使用，数学概念等等。情景记忆和语义记忆，这两种陈述性记忆对我们都很重要，使我们能获取和使用知识来主导日常生活。

○ 当我们回忆过去发生的事情时，比如玩游戏或赢一场网球赛，这种记忆被称为情景记忆。情景记忆和语义记忆，这两种陈述性记忆对我们都很重要，使我们能获取和使用知识来主导日常生活。

内隐记忆。从根本上看，内隐记忆指那些我们记住"无需意识就产生学习"的体验（经验）。关于内隐记忆，有好几种类型，最重要的一个可区别的是程序记忆。程序性记忆常被认为与陈述性记忆相反，它使得我们在不用仔细思考的情况下就能知道如何做某些事。程序性记忆解释了为何有时不需要我们精确地说出如何做，我们就能学会如何做某些任务。比如，当我们学骑自行车时，别人可能会告诉我们做一些相关的比较模糊的事情（如踩踏板，控制车把等），但大部分的时候我们学会骑车是通过练习和试误。当我们一遍又一遍地学习骑车时，就产生大量的运动过程，这些导向成功骑车的运动和动作无须我们的意识就能存储在我们的记忆中。程序性记忆在教学中非常重要，但是学生们依据程序性记忆的方式并不容易被辨别出来。比如，学习阅读时，学生们通过不断地暴露（exposure）和练习而习得解码技能，也就是通过大量内隐的、程序性的学习过程来获得（Gazzaniga, Ivry, & Mangun, 2009）。

○ 程序性记忆解释了为何有时不需要我们精确地说出如何做，我们就能学会如何做某些任务。

日常生活中的记忆系统

总体而言，虽然我们的感觉记忆、短时记忆、工作记忆和长时记忆系统，彼此间既有区别，同时也在多方面具有交集。记忆是受多因素影响的，包括我们的经验、感觉，我们对信息的关注度，以及当我们接收到信息时对其进行怎样的处理加工。

　　为了弄明白记忆系统如何共同运作，试想一下场景：你们学校宣布一个消息让教职员工去参加一个特殊的会议。会议地点在 128 房间。而当你走进大厅，在到达 128 房间前，你将经过一个敞亮的健身房。会议上，校长宣布学校将收到来自 Azzara 基金的 60 台新计算机。在这个经历中，你可能会记住什么呢？又能持续多久呢？会用到哪种类型的记忆呢？

　　首先，根据通知，你必然会对自己重复几遍房间号，是为了使其存在工作记忆系统中；不过一旦会议结束，这个信息也将不再被需要了，你可能会很快就忘记它。当你前往参加会议时，必然会提取朝向会议室的方向的信息，并将之较长久地维持在工作记忆系统中，这样你才能准确无误地到达参会地点。当你经过健身馆时，馆内的灯光刺激会进入你的视觉系统，但是你可能不会将这样的感觉信息存储在短时记忆系统中，更别提长时记忆系统了，除非它对你重要或有特别意义才会引起你的特别注意。也许你对 Azzara 基金比较熟悉，或者它没有一点意义或者压根不重要，这样的话，那么这个名字可能只会简单地停留在短时记忆系统中。当你听到学校将会收到 60 台新计算机时，你必然会将这个信息存储在工作记忆以便算出在有 6 位教师的情况下，你的班级将会收到 10 台计算机。学校收到计算机的总数或许会被遗忘，也有可能会基于你了解到的情况而被重建。那些最有可能被存储在长时记忆系统的有关会议的记忆是关于计算机的，因为你好像看到你的学生们在教室里经常使用这些计算机。

学习和记忆的神经生物学基础

　　之前我们在第二章提到，典型的神经元通过将电脉冲发射放电输送至它的轴突，这种脉冲在轴突会引起神经元（突触）间的各种神经递质化学物质的释放。在突触的另一边，与另一个神经元相连的每个树突接收这些神经递质。如果来自其他神经元的兴奋性输入达到某种阈限，那么接收这些信号的神经元将会放电，将这些信号传送到它的邻近神经元。通过这个过程，信号沿着复杂的、贯穿大脑的神经元通路，从一个神经元传至下一个神经元，从而产生我们所有的想法和行为活动。Donald Hebb 于 1940 年提出这样的观点：当成群的神经元组同时活跃地产生信号（比如放电）时，神经元之间的连结得到增强。这个观点便是我们常听见的说法"神经元同时放电，串联在一起"的起源。神经元组群同时放电的次数越多，它们之间传递的信号就越强、越高效，这样的过程便是长时增强。神经回路的重复激活将它们以连结的形式联合在一起，从而构成记忆痕迹或印记的创建。这些神经元间的连结被使用的次数越多，这些连结就越牢固，使得记忆存

○ 典型的神经元通过将电脉冲发射放电输送至它的轴突，这种脉冲在轴突会引起神经元（突触）间的各种神经递质化学物质的释放。

储的时间越长久，也越容易被提取。

通过对脑损伤病人的研究，科学家们发现更多有关复杂记忆系统的生物学基础。已有科学家发现，海马损伤会中断个体提取新的长时记忆的能力。诺贝尔奖获得者 Eric Kandel（2006）解释说，记忆是一种心理功能，它与知觉、运动活动，或认知能力不同；短时记忆系统和长时记忆系统各自执行单独的功能，它们涉及的脑部区域也不同。虽然海马损伤会导致长时记忆受损，但这并不意味长时记忆就定位在海马。很多脑功能也是这样，情况要复杂得多。尽管

○ 记忆是一种心理功能，它与知觉、运动活动，或认知能力不同；短时记忆系统和长时记忆系统各自执行单独的功能，它们涉及的脑部区域也不同。

海马对记忆形式非常重要，但与长时记忆存储和信息提取相关的活动形式分布在整个大脑皮层多处区域。

关于有些信息如何、为何能被长时间地记住而另外的信息则被遗忘的问题依然是各学科研究的主题。到目前为止，神经科学已建立一些重要的认识。如今我们知道在长时记忆阶段大脑需要一些时间来固化记忆，这个加工过程就叫巩固。另一个重要的发现是，

○ 如今我们知道在长时记忆阶段大脑需要一些时间来固化记忆，这个加工过程就叫巩固。

突触利用细胞内固有的蛋白质来保持临时记忆，而从短时记忆到长时记忆的转化，则需要新合成调控蛋白（Kandel, 2006）。

总之，终身学习需要在长时记忆中对信息进行固化使其得以永久存储。作为教育者，务必要理解那些需要在后期提取和应用的知识的获取

是不会无故发生的。学习是一种神经生理现象，即通过大脑的生化过程和神经连结的生长与重组而产生学习。下一个部分，我们将考察那些可以促进学习和帮助长时记忆形成的教学实践，来帮助学生掌握那些对其学术成功至关重要的学科内容、技能和概念。

为掌握学科内容、技能和概念而实施艺术整合教育

虽然过去一直过度强调机械学习，但是我们不能忽略这样的事实：学生需要记住与他们正在学的内容相关的基本信息。对学生而言，对内容知识（知道是什么）和程序技能（知道如何做）的掌握是必需的。虽然概念理解是教师们应该追寻的，事实和技能却经常是这些深层次理解的前提。比如，如果你不会数数，那么就无法理解减法。

如前所述，为了使信息得以存储，就必须使其从短时记忆转为长时记忆。在一项回顾促进信息长时记忆的相关影响因素的研究中，Rinne，Gregory，Yarmolinskaya 和 Hardiman（2011）认为，艺术整合，即采用艺术整合教育的方法来提升和增强学习目标，是一种强有力的策略，可帮助确保信息"黏附"在孩子们的记忆中。该论点基于这样的观念：各种形式的艺术实践自然地结合一些活动，来自神经、认知科学的研究证明这些活动有助于信息保存。这里我们将详细地考察这些研究发现，因为艺术整合是BTT理论模式的核心，尤其对于脑-目标4。

○ 艺术整合，即采用艺术整合教育的方法来提升和增强学习目标，是一种强有力的策略，可帮助确保信息"黏附"在孩子们的记忆中。

在进一步深入考察这些研究前，对艺术教育和艺术整合教育加以区别很重要。艺术教育包含乐器指导、声乐指导、视觉艺术指导、戏剧指导、舞蹈指导等，创作性写作也被认为是所有年龄学生学习的一个重要部分。艺术倡导者（包括我自己）认为艺术本身对每个孩子都很重要，也有越来越多的研究表明学业成绩与艺术正相关，艺术促进了学术科目的核心认知技能和能力的发展（比如，Fiske, 1999; Gazzaniga, 2008; Posner & Patoine, 2009）。虽然有人（比如，Hetland, Winner, Veenema, & Sheridan, 2007）认为之前提到的转变只是少数，但参与艺术活动依旧有益于养成对学业成绩很重要的"思维习惯"。这包括诸如在一段持续时间内能坚持完

成任务的性格倾向，个人心声的表达，以及自我评估工作的反思。虽然这些性格倾向不与某些特定内容相关，但是它们肯定会导向更有效的学习。

以上观点都支持艺术教育——艺术本身就是一种提升学业和认知技能的好方法，也可作为一种培养有用的性格倾向的好方法。我们必须认识到艺术还有另一种潜在的好处，即到目前为止，艺术一直被忽视，也就是说结合艺术活动进行教学指导可能会促进对内容知识的长时记忆。

那么艺术是如何促进更好地记忆的呢？下面我将回顾过去30年间大量的有关记忆主题的研究中的记忆效应。虽然传统教学指导也可以利用这些效应，但我想说的是结合艺术的教学指导使得教学工作自然化，基于严谨的科学研究，引导教师制订计划和实施教学计划。在本章接下来的部分中，你将会了解那些有艺术整合教育经验的老师们，这些专家教师们的事例说明艺术教学在课堂上的作用。他们展示了那些无需艺术指导专业训练就能与教学自然结合的艺术活动。所以，那些觉得自身不具备艺术特质或没有接受各种形式艺术高级训练的教师们无需担心；采用艺术指导教育教学的过程不要求你是一个资深艺术家，艺术整合教育通过提高艺术思维和工作习惯来促进学习。

○ 艺术整合教育通过提高艺术思维和工作习惯来促进学习。

反复练习

建立长时记忆的最重要的策略之一便是练习，个体通过对自己或他人重复信息的过程来形成记忆。就像长期锻炼塑造肌肉一样，也可通过反复演练来形成记忆。人们早就知道反复练习有助于回忆信息，尤其当间隔一段时间进行练习时（比如，Rundus, 1971）。有效的练习策略有助于形成更精细的记忆轨迹，使零散信息整合或连结起来成为别的内容或概念（Craik & Watkins, 1973）。

教学指导过程中增加练习，似乎非常直接、有效。教师通常会通过课堂或独立的任务来给学生大量的练习机会。但是，让教师在一个压缩的学习周期内提供足够多的活动，却不用借助相同（有时很枯燥）的方法和途径来增强对信息的反复练习，这对教师而言比较困难。各种形式艺术中的基础活动会激发学生在每次重复中采用新的创造性的方式对信息反复练习。这样，教师就能使学生保持兴趣，同时又能在重复之间留存适当的时间间隔情况下，加强他们的学习[①]。此外，教授艺术和在艺术活动中进行教育有益于激励学生学习（Smithrim & Upitis, 2005）并延长他们在任务上的注意（Posner & Patoine, 2009）。

精细化

如前所述，反复练习能创造出更多精细的记忆轨迹，也能延长记忆。有研究表明精细化就是一个能使信息更加难以忘记的有效方法（Anderson & Reder, 1979）。这是真的，尤其当人们将信息与他们自身以某种方式联系起来时（Klein & Loftus, 1988）。艺术使得学生能以多种方式来详细阐述主题并将之与自己的生活联系起来。比如，学生可以通过视觉艺术来细化他们在任何一个内容领域学到的内容（如，画一幅场景图，内容来自历史知识，或某个学生能将自己带入的文学作品），行为艺术（如，写出或演出一个适合他们的剧本），创意写作（如，阐明理解和包含重要事实信息的诗歌或说唱），或者舞台造型（如，设定一个姿势来表达一个故事或历史事件中的场景）。

> ○ 精细化是一个能使信息更加难以忘记的有效方法。

来自专家教师

旁观者之眼

艺术能为学生提供一个他们可以应用新习得知识的新环境。我把相关的个人想法设计应用到所有学习单元中。我设计的一些项目要求学生从中找出对于他们个人的意义，并检验真实的社会问题。学生在这些项目中能发现艺术就在他们的现实生活中——这为他们提供一个积极参与周围世界的机会。

[①] 详见第九章。重复是固化长时记忆的必要手段，但如前所述，神经系统需要一定时间来固化长时记忆。因此，重复之间需要留存适当的时间间隔。艾宾浩斯测量了无意义音节的遗忘随时间的变化，表现为前期遗忘快，后期遗忘慢，因此复习时间应前期更密集，但课堂学习的内容并非全无意义，因而重复的时间间隔未必像艾宾浩斯曲线建议的那么短。——译者注

　　比如，我的 8 年级学生参加了 3 个被我称为"旁观者之眼"的项目单元。学生们针对他们的生活或世界大胆地提问，由此开始调查社会问题。他们提出的问题如：在你见过的事情里，哪些是你不希望看到的？在你的生活、你的社区、你的学校或世界中遇到过哪些不公平事件？你希望自己能改变世界上的哪些事情？我们生活中哪些事情是不对的？

　　学生们根据真实的生活经历选择社会公平主题，或那些能唤起强烈情感的主题，或能激怒他们的事件。借助版画与拼贴画的方法，学生们让同学、老师、社区对世界问题有了更开阔的眼界。这个项目的目的是建立公共意识，针对社会不公平主题采取行动，把课堂知识经验带出校园。学生们给当地组织写信，最后把他们的艺术作品捐赠给所选择的组织机构。比如 Adam 选择了环境退化主题。他自愿加入几家当地的组织机构，他也是学校环境社团的发起者之一。他的海报反映的是他平时看到的衰败和破坏。Adam 给 Chesapeake Bay 基金写信提供他的作品，同时他保证自己将继续为环境工作。Maggie 选择以同性恋恐惧症为主题。她对各种公开同性恋的公众人物的生活进行了调查，最终在《时代周刊》上发表了一篇关于 Leonard P. Matlovich[1] 的文章。她在海报上引用了 Leonard 的一句话，认为这句话说明了一切——"当我在军队时，他们为我杀了 2 个人而发一枚勋章，却因我喜欢一个人而开除我。"

Vanessa Lopez-Sparaco

高中美术教师

生　成

　　在传统的教学计划中，学生被动地接受信息和思想——他们听课、读书、对他们练习过的信息再加工，写出简短的答案，或者从多项中选

---

[1] Leonard P. Matlovich（1943—1988），美国越战老兵，美国同性恋的代表性公众人物。——译者注

出答案。有确凿证据表明，如果不再只是向人们提供纸质或口头形式的信息，而是由他们自身对某种提问作出反应来产生信息，那么他们的回忆效果将会得到显著改善（Slamecka & Graf, 1978）。虽然生成效应是稳定存在的，但其原因仍然是一个有争议的问题。有人认为生成效应来自对信息的更深层次的加工（Kane & Anderson, 1978）或者更多的认知努力，而不是简单的接受信息（Tyler, Hertel, McCallum & Ellis, 1979）。另一种可能是，在信息化条件下，日常生活中通常会接收到大量的信息——这样生成的信息不同寻常，会被更多地加工，从而也会被记得更好（McDaniel & Bugg, 2008）。总之，教师如果确定某部分内容是重点，寻找方法使学生能产生相关的信息，那么这会使得这部分内容的信息存储得更好。看似诱导学生生成信息很困难，但艺术却在这方面做得很好。比如说，如果让学生把想法进行可视化描述，他们自然便会产生一些细节信息（不然这也会由别人告诉他们），他们会对这些信息记得更好。通过艺术活动产生的信息赋予学生各种形式的发散思维——发散思维引发各种可能的结果或方法。当我们把创造性问题解决与脑–目标6结合起来思考时，发散思维的主体将会被更深层次地呈现。

○ 如果不再只是向人们提供纸质或口头形式的信息，而是由他们自身对某种提问作出反应来产生信息，那么他们的回忆效果将会得到显著改善。通过艺术活动产生的信息赋予学生各种形式的发散思维——发散思维引发各种可能的结果或方法。

扮 演

扮演包括将信息或思想通过肢体表现出来，包括角色扮演或者舞台即兴表演等。有研究证明，如果被试采用主动的表演表现一个词语而不是纯粹地阅读他们，那么词汇信息的记忆存储更好（Engelkamp, Zimmer, Mohr, & Sellen, 1994; Mohr, Engelkamp, & Zimmer, 1989）。行为表演通常会涉及一些肌肉运动，Mohr和他的同事们认为这有助于记忆。然而，也可能这种对信息不同寻常的处理——正如生成信息一样——才是真正的原因（McDaniel & Bugg, 2008）。除了增强对信息的记忆，扮演对学生的发散思维也有好处。

将戏剧表演作为教学手段——从简单的角色扮演到成熟的舞台作品——已被证明对学习有积极影响（Catterall, 2002, 2009; Deasy, 2002）。

Catterall（2009）罗列出相关研究的概要，证明了学术环境中的戏剧化表演对学业成绩（如故事理解、人物分析和写作水平）和社会技能（如同行交流、解决冲突技能、自我概念）均有积极的影响。对材料进行表演而不是简单地看或听，其中涉及的身体和心理加工过程能够把目标内容强化进长时记忆。并且，它不容易被忘记，因为戏剧表演有趣，而学生感兴趣的活动显然是老师们的宝贵财富。

○ 将戏剧表演作为教学手段——从简单的角色扮演到成熟的舞台作品——已被证明对学习有积极影响。

来自专家教师

物理和艺术——自然的搭配

我是一名高中物理老师，也是一名舞蹈演员。这两个专业看似是对立的，但对我而言，在我教课的每天，它们都在一起。跳舞时，我用肢体动作来向观众传达应有的情感；在物理实验室，我用探索的方式和数学知识来向学生传达预期的学习目标。在我的课上，这两种方式以惊人的方式自然结合。

这起始于我的第一年教学，那时我让学生用艺术形式向我解释牛顿的运动三定律。我原本期待会有一些歌曲、图画和大量的海报展示。实际情况是，我确实收到一些海报，而更多的还是各种艺术形式的作业。学生们的创造性让我大吃一惊：从带有主唱与舞蹈的饶舌歌曲，到一个名为"三定律：牛顿先生的人生与物理学"的戏剧。大部分学生想要向同学表达他们如何让物理学变得有趣，最后我录制了一些学生的表演。接下来的几年，我在教学过程中甚至用这些影片剪辑来帮助解释惯性、加速度以及作用力和反作用力——以一首名为"思考科学"的民谣作为开头。

这个项目活动促使我尽可能地从一个全新的角度来教学。在此之前，我曾采用的物理教学方式为传统授课、实验室和家庭作业，而现在我用录制好的舞蹈剪辑和转圈中的花样滑冰者来解释角动量。我请音乐家弹奏便携式乐器来诠释波浪和声音的特性。我用图片来解释光学中的折射或光弯曲。任何时候我教物理学内容，都让学生参与进来观看（物理学的内容）且进行艺术创作。而他们的技能常在多种艺术形式上超越我。

如今，当学生们在校友日回来看我时，他们迫不及待地告诉我他们日常生活中的物理学，以及我们的课堂曾提及的那些主题如何出现在他们的经历里。比如为什么在起跳前或蹦跳着地时膝盖会弯曲——为在起跳前积攒更多的弹力势能或为了延长改变动量所需的时间，从而在落下时减小影响身体的力。他们或许记不得光速（$c = 2.99*10^8$ m/s），但是他们记得一个鱼眼相机镜头如何使光弯曲来产生特殊效果。

Stephanie Rafferty

高中物理教师

发　声

发声效应描述了人们大声地说出词而不是默读时对记忆的改进（MacLeod, Gopie, Hourihan, Neary, & Ozbuko, 2010）。在阅读一段内容时，口头发声读出关键词或短语会使它们与众不同，Ozbuko 和 MacLeod（2010）认为这是它们被更好存贮的原因。那些强调感官学习的教师，无论是通过基于多元智力的材料、针对阅读困难学生的正式训练，或只是出于纯粹的本能，早就认识到为表达性语言任务采用多通道的重要性。表演艺术为学生提供了一个自然的方式来创造性地、精细地说出关键内容。音乐、诗歌、饶舌歌和滑稽剧等艺术形式，为口头发声提供了强大的工具，而口头发声的内容正是教师期望学生能长时记住的知识。

○ 发声效应描述了人们大声地说出词而不是默读时对记忆的改进。

来自专家教师

莎士比亚和嘻哈文化 [①]

从一个专业音乐世界来到一个以低收入少数民族学生为主的学校教课，我感觉自己就像来自另一个世界的外星人。我很快就发现，如果想成功与学生交流，我需要一些交流技巧，这些在教师手册里是没有的。我明白我需要为创造力播种，让作为教师的自己和每个学生之间建立信任，这样才会让主题有意义。

在我开始上一门关于莎士比亚之《奥赛罗》[②]的课时，我第一次看到学习火花的点燃。学生们对与自己无关的古语不感兴趣。我原本按照常规准备好了一节标准课程，但是，我听到学生们在课前讨论前一晚播放的电视剧《黑道家族》[③]，这是一个有关新泽西黑帮家族及其暴力谋反的电视剧，随后，我决定放弃已备好的教案，尝试点新鲜方式，希望能有更深层的连结。

我把教室里的椅子围成一圈，讲了一些人类的本能和情绪：嫉妒、缺乏安全感、贪婪和不忠。学生们广泛地联想到这些如何发生在他们的生活里。由此，我们开始了一个有关电视节目的简短讨论，以及如何用这些情绪来设计故事的情节发展和创造跌宕起伏的情节。其实我们都曾看过剧中的各种人物，我向学生们解释，一个生活在几百年前的剧作家写了一个故事，故事中的人物对事物的感觉和行为方式与学生们最爱的电视剧里的人物几乎是一样的，只是剧作家使用的语言是他那个时代的而已。我提议，如果有自愿者阅读不同部分的话，那么

[①] 嘻哈文化（hip hop）是一种源自非洲原始部落的流行文化，逐渐演变成为一场全球的青少年文化运动。"嘻哈"已成了一种流行的时尚，穿着宽松的衣服，包着头巾或运动帽，加上一堆亮闪闪的金属饰物，踩着有点摇晃的步伐。——译者注

[②]《奥赛罗》是莎士比亚创作的四大悲剧之一，大约写作于 1603 年。——译者注

[③]《黑道家族》（The Sopranos）是美国一部反映黑手党题材的虚构电视连续剧。——译者注

阅读这部剧将会更有趣。结果举手的学生太多而剧本有限，最后每位学生只能有一次机会阅读。激情是具有传播性的，随着他们读得越多，他们对剧中人物角色的设想就越多。即使当他们的理解有点过度了，我仍鼓励他们，因为我发现他们仍然在想象。在阅读结尾时，我们对比了《黑帮家族》和《奥赛罗》中的情绪和行为是怎样相似的。莎士比亚采用的是古语词汇，有时这会阻碍阅读，但学生们兴致勃勃，这几乎不成问题。当我们停下来转换到下一部分时，我们能够回顾语言问题。我让他们在现代社会的嘻哈词汇中找到与古语词汇相对应的词。此时的教师变成了学生。

学生们的任务之一是，他们要检查阅读部分的词汇，用他们所处时代的语言说说如果让几百年前的莎士比亚用他们当下的语言写，会怎么写？有些学生甚至想得更深，展开他们的想象，结合嘻哈元素赋予《奥赛罗》中人物一个崭新的生活。这个故事的角色扮演不仅使得学生更多地参与到课程中，他们对学习新点燃的热情与兴奋也迁移至其他课上。

Joseph Izen

职业音乐家，高中教师

努力建立意义

努力建立意义，这一概念是由现代心理学先驱之一 Frederic Bartlett（1932）首次提出。努力建立意义指这样一种思维，即个体试图理解环境中的刺激，比如句子、图片和事件的意义。努力建立意义是固化记忆的一个重要的因素。有研究表明，当人们想理解某个刺激时，对其保持一定的疑惑最终会使他们对该刺激的记忆好于该刺激的意思被更明显地呈现的情况（Auble & Franks, 1978）。比如，Auble 和 Franks 向被试呈现一些句意不清楚的句子，如"那个男人很饿，因为杆儿坏了"。被试为了弄明白这句话的意思自然会纠结一小会儿。如果他们事先被告知"那男的是个渔民"，他们在理解文本意思时就不会那么费力，进而对这句话的长时记忆也将会更弱。 Zaromb 和 Roediger（2009）提出这样的观点：理解信息的过程中耗费特殊努力来理解信息的这种行为是不同寻常的，就像生成和扮演一样，这将带来对信息更多的加工和更好的记忆。

○ 努力建立意义是固化记忆的一个重要的因素。有研究表明，当人们想理解某个刺激时，对其保持一定的疑惑最终会使他们对该刺激的记忆好于该刺激的意思被更明显地呈现的情况。

为建立意义所做出的努力在人们理解艺术时是自然发生的。比如，为了弄懂一幅画或一首诗的意思，学生在能够理解其意义前，一定常琢磨这个问题。如果教师将一件艺术品中嵌入他们教学的内容，学生们将努力去弄清其隐含的概念，这会使得这个概念得到更好的记忆。有很多机会可以将教学内容放入艺术背景中。如，视觉艺术里充满几何图形，很多诗词歌曲是参照历史人物和事件而写作的。当信息以艺术形式而非课本纸质形式呈现给学生时，学生自然也就需要更努力地来理解他们遇到的材料，而这并不需要艰巨的努力。有了艺术的参与，很多同学使得这种努力变得有趣，因为他们发现艺术有趣而有刺激。

○ 为建立意义所做出的努力在人们理解艺术时是自然发生的。

图画表征

"一幅画胜过千言万语"这句话不仅仅只是传说。有研究表明，人们记住图片呈现的信息要好于言语呈现的信息，尽管记忆是通过言语方式测量的（如，Shepard, 1967）。这种"图画优势效应"至少有时候会发生，因为图片是通过视觉和语言的心理过程得以编码的，而单词编码却只需要语言加工（Paivio, 1971）。而且，图片比词语需要一个更高水平的概念加工，从而很可能产生一个更好的图形表征的记忆（McBride & Dosher, 2002）。

○ "一幅画胜过千言万语"这句话不仅仅只是传说。

诸如"艺术思考"这样的项目（www.pz.harvard.edu）（源自哈佛

大学的"零点项目"①）采用视觉影像，如艺术作品，来鼓励学生发展思维过程和气质——好奇心、观察力、对比和思想联系，这些对学习非常重要。例如，学生看一幅图画时，会观察其绘画的技巧细节，这幅画与历史上其他画作流派间的关系，或者作者创作这幅画作的目的是什么。采用图画表征利于学生将思维视觉化，通过提出疑问，对历史、社会主题的思索和对观点新看法的探索，来促进更深层次的概念加工。

○ 采用图画表征利于学生将思维视觉化，通过提出疑问，对历史、社会主题的思索和对观点新看法的探索，来促进更深层次的概念加工。

与人们的直觉相反，近来有研究表明小于 8 岁的儿童对图片呈现信息的记忆并不会好于词汇呈现方式，这种"图画优势效应"随着时间而发展，可能得等到他们能够进行自主的回忆时才可以（Defeyter, Russo, & McPartlin, 2009）。但这并不意味着岁数较小的孩子不能从视觉表征中获益，他们肯定可以的，尤其当词汇表达变得更加复杂时。这点可由以下专家事例来证明。

来自专家教师

一幅画胜过千言万语

多年来教师们致力于教学生如何保持桌面整洁有条理。基于我从以脑为导向的教学模式中学到的，我发现采用视觉方法的效果来加强技能和练习好于只采用口头交流的方法。在考虑脑-目标 2 时，我更加意识到课堂常规和组织的重要性。脑-目标 3 使我认识到视觉表征对于理解的重要性。在回顾脑-目标 4 的记忆效应时，我发现了视觉表征在帮助学生学习中的重要性。

例如，在我告诉一年级学生要把他们的书 / 用品有条理地放在他们的桌子里时，我发现学生们对这个信息只能保持一天的记忆。如果

---

① "零点项目"，1967 年由哲学家 Nelson Goodman 在哈佛大学教育学研究生院建立，旨在研究和改善在艺术中的教育。创建者相信艺术学习应被作为一个严肃的认知活动来对待，但当时对此没有任何已健全的研究，因而命名为"零点"。——译者注

给他们视觉上的提示，将能帮他们更整洁地将物品放在桌上。借助一个图表设计，我们在教室里和每个学生的桌子上放一个桌面大小的图。桌图是一种视觉提醒和焦点，告诉学生们要及时收拾好。在这个意义上，一幅画确实胜过千言万语。

Kathy Rivetti

小学教师

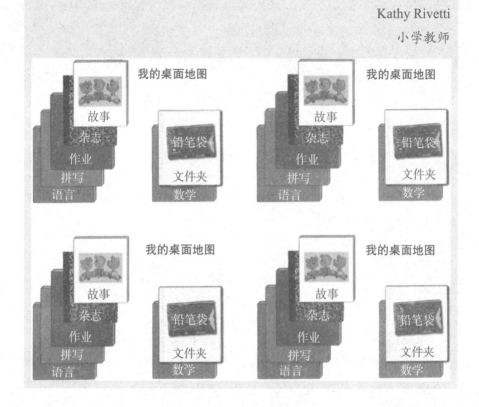

情绪和记忆

我们大部分人在回忆灾难性事件时，如 2001 年 "9·11" 恐怖袭击，都能记得栩栩如生的细节。我们可能对新闻里的视觉图像有敏锐的回忆，记住我们在哪儿，与谁在一起，听到新闻的时间，甚至当时的天气。对于灾难性事件或者愉快的事件如生日、婚礼，我们的大脑创造出永生不忘的 "闪光灯记忆"。

那些导致 "闪光灯记忆" 的事件和那些有感性意义的想法对学习具

有持久影响。有研究表明，情绪唤醒会影响我们所关注的内容（Talmi, Anderson, Riggs, Caplan, & Moscovitch, 2008），这将对即时的和长时的记忆产生影响。甚至，人们对那些引起积极情绪的信息或消极情绪的信息的记忆在持久性上好于对那些中性情绪信息的记忆（Cahill & McGaugh, 1995）。如在第四章脑 – 目标1中所提到的，有研究证明积极情绪影响人们的整体理解，使得个体在认知和创造性思考任务中表现更好（Frederickson & Branigan, 2005）。

○ 人们对那些引起积极情绪的信息或消极情绪的信息的记忆在持久性上好于对那些中性情绪信息的记忆。

艺术活动为学生们提供了一个完美的方法来探索他们通过情绪表达可以学习到什么。任何形式的艺术活动都有可能建立情感与知识内容的联系，而这样学到的知识比采用传统教学策略所学到的更加丰富，更有意义。艺术鼓励人们提出尖锐的问题，进行细致的观察，开展多角度的探索，尝试新颖的解释。

形成深刻记忆的教育策略

记忆术

大部分人毕生借助记忆术来记住信息，如高音谱号的注释顺序（EGBDF——"Every Good Boy Does Fine"）。对于那些需要立即记住的信息，记忆术显然有效。记忆术可以采用像上个例子中的句子首字藏头诗的形式。首字母缩写也是很有用的记忆术。大部分人都会用"ROY G. BIV"来记住光谱中的颜色顺序（红橙黄绿蓝靛紫——red, orange, yellow, green, blue, indigo, violet），用"Please Excuse My Dear Aunt Sally"来记住算术规则的顺序（括号，指数，乘法，除法，加法，减法——parenthesis, exponents, multiplication, division, addition, subtraction）。记忆术也能采用韵律和短语的形式如"i 在 e 前，除非它在 c 后"或者"在 1492，哥伦布在蓝色海洋中航行"（In fourteen hundred ninety-two, Columbus sailed the

○ 对于那些需要立即记住的信息，记忆术显然有效。

ocean blue)。[①]记忆术可以伴随我们一生，成为我们记忆信息的主要方法。比如，如果不记住"9月、4月、6月、11月有30天"，我们大部分人很难记住哪一个月份有30天。

Scruggs和Mastropieri（2000）做了一项有关使用记忆策略的元分析研究。假借他们收集了那些如前所述的使用字母策略的研究、使用关键词的研究和使用字钩法的研究（信息可以被标出，如"精灵的陪审团"，提醒学生陪审团有12名成员[②]）。元分析的结果表明记忆术能显著促进每个年龄组的学生的记忆，不管他们是否是有特殊需要的学生。因此，教师们显然应该提供给学生一些记忆术来帮助他们记住材料。并且，让学生自己创造一些记忆术——鼓励艺术性和创造性——这必然会促成一个有趣高效的课堂活动。

可取的困难

教师们为了让学生们的学习更容易点，自然要花很多时间和精力。在很多情况下，这很好，也很有用——如果学生不能理解或消化他们接收的知识材料，他们必然不能掌握它的。然而，如前面部分中所介绍的艺术如何使学生参与"努力建立意义"，有时让事情变得有点困难反而能引起更好的学习。这并不是说在所有情况或大部分情况下都会这样，任何引发困难的尝试力都必须小心谨慎。不管怎样，近期的研究指出增加困难有时有益记忆，这点很重要。例如，Diemand-Yauman, Oppenheimer和Vaughan（2011）已经证明把书面材料变得稍微不流畅些——也就是，使其读起来稍感困难——这样能导致更深的加工，即对材料记忆得更好。

○ 有时让事情变得有点困难反而能引起更好的学习。近期的研究指出增加困难有时有益记忆。

每个人可能都有这样的经验，在阅读一本书或一篇文章时，盯着一段话却没有真正理解其中的内容。当你读到段落末尾时，你一定会问自

[①] 这是英文中的押韵，用于记忆哥伦布在1492年开始的航海活动。——译者注
[②] 字钩法是指将一些需要记忆的信息标记在字面上作为提示。"A jury of elves"意为精灵的陪审团，其中elves的拼写与"twelve"（英文12）的后半部分一致，起到提示作用。——译者注

己"我刚刚读的是什么？"发生这种情况的原因可能是阅读得太顺畅了。也就是说，一名优秀的阅读者是能心不在焉地阅读文章的，其间不对文章进行加工，不理解文章内容是什么。Diemand-Yauman 及其同事（2011）发现——在真实的高中教学中——只是将课本材料变换稍微有点难读的字体，便使得学生在课程表现上收获很大，可能是由于增加了他们对信息的加工（值得注意的是这种困难的增加不能大到被学生们察觉到）。这并不是说教师们应该将学习任务变得尽可能难。教师们应当意识到，有时学生的注意水平可能会下降，因而，一个好主意是以有利于学生更加整体地加工信息的形式呈现材料。当然没有人想要给一个原本就已有困难的学生一个更难的任务。有研究表明，教师们应当时常思考如何确保以某种方式增加任务的难度，尤其是使区别不足以引起学生们的注意，同时又能促进学习。通常，艺术里的嵌套信息可以达到这种效果。

○ 只是将课本材料变换稍微有点难读的字体，便使得学生在课程表现上收获很大。

组　块

组块有助于记忆，通过将内容信息以一种有组织的方式分组，这样它们就能比无结构的信息更容易被提取。电话号码和社保号可以通过创造数字小组块（以连字符分隔）而更容易地记住。有关采用组块记忆的最著名的研究之一是由 Chase 和 Ericsson（1981）以及一个本科生 SF 进行的，SF 有过 2 年的训练来记住长串数字。最初，SF 的数字记忆广度为 7，这与人们平均记忆广度是一致的。在接下来的 2 年，SF 的记忆广度可以提升至 80。那么他是如何做到的呢？其实，SF 酷爱长跑，他将较短的数字组块，并将其与他的各种长度的跑步相对应起来。久而久之，SF 发展出来更多的对应于数字字符的解读，如年龄或年份，逐渐地他可以将极长的数字串成有不同意思的一些组块并能记住这些组块的顺序。

○ 组块有助于记忆，通过将内容信息以一种有组织的方式分组，这样它们就能比无结构的信息更容易被提取。

当教师给学生呈现大量需要他们记住的独立的信息时，教师应该将信息组块并教学生学会自己将信息组块。如之前讨论的，不存在普遍适用的关于组块大小和数量的通用规则。重要的是每个组块能被学生充分处理，这样就能保证在任何时候他们都能记住一些组块信息。上面 SF 的例子，说明赋予组块意义或解读是非常有帮助的。学生可以将信息分类以便组织好学习的内容。例如，学生可以采用文氏图①将信息以共同或不同的属性来分类。视觉呈现中的颜色编码也能有助于信息的组块。比如，学生可以采用不同的颜色笔来将相似信息分组，或者创建一些视觉上直观演示组块信息是如何相互联系的拼贴画。如果学生能记得有蓝色组块、红色组块和绿色组块，那么他们就可以记得每个组块是由什么组成的，这会让他们更容易记住所有的信息。

交　错

交错是指有目的地安排学习任务的顺序的加工过程，以便使一串任务中的某一个任务不被连续地重复操作。与区组结构（aaa, bbb, ccc）相反，交叉结构（abc, bca, cab）是将不同任务混合起来。相比于采用区组形式的安排，交错地练习或呈现刺激材料已被证明会提升个体的任务操作表现和获得更持久的记忆效果。例如，Kornell 和 Bjork（2008）发现，当将不同艺术家的画作以交错或随机的顺序呈现，而不是以相同作者为区组的形式呈现时，受试者能更好地识别出某些画作的作者。Rohrer 和 Taylor（2007）在学习数学内容上也发现了类似的结果。Rohrer 和 Pashler（2010）认为交错能帮助学生更好地区别出学习内容的差异，从而提升他们的学习效果。他们指出大多数的数学教科书几乎都是用区组方式来设计练习题目的，然而事实是这种设计的效果不如混合设计题目的效果好，混合设计要求多种不同技能的应用，这在综合复习中是常见的。

> ○ 与区组结构（aaa, bbb, ccc）相反，交叉结构（abc, bca, cab）是将不同任务混合起来。相比于采用区组形式的安排，交错地练习或呈现刺激材料已被证明会提升个体的任务操作表现和获得更持久的记忆效果。

在课堂中采用交错策略并不困难，因为它只需要一点点深入思考。教师只要计划一下就可以轻而易举地将各种类型的任务安排在一节课中，如，三天完成三个主题，而不是一天一个主题。或者，教师只是养成一个回顾前面课程中部分材料的日常习惯。对于某个既定主题的时间无需

---

① 文氏图，也称维恩图，用于显示元素集合重叠区域的图示。——译者注

丢弃——只需要将这个时间稍微扩展一点即可。每天教授课本上的一部
分内容，虽然这样的教学安排简便易行但是有明确的证据表明这不是最
好的教学方式。事实上，最好的方法是在每节课上分散布置不同形式的
材料和练习。同样，艺术也是一种体现交错策略的方法。可以就既定的
主题让学生思考与其相关的各种想法，并让他们结合这些想法创造出一
些艺术性作品。艺术活动的开放性和生成性的本质，可以让学生们将其
所能想到的所有新的和创造性的内容加以结合，
即视觉艺术和行为艺术为学生提供了大量的机
会以交错的方式而非组块的方式来回顾和思考
材料。

> ○ 每天教授课本上的一部分内容，虽然
> 这种教学安排简便易行，但是有明确的
> 证据表明这不是最好的教学方式。

　　如本章所述，对知识内容、技能和概念的掌握要求将信息存储在长
时记忆中，而长时记忆发生在学生们对学习内容积极主动加工的时候。
虽然很多教育者讲"积极学习"，但是除非有人说出在实践中如何实施
以及让学生参与这种学习的教学方法，否则这个说法没什么意义。如本
章所述，艺术是一种能使学生参与到活动中的自然的方法，这样的活动
能促成长时记忆，提升学生深入地学习概念时所需的参与感（Hardiman，
2010）。下面，我们将回到 Clare 和 Suzanne 的学习单元，来看看他们如
何把艺术整合教育安排到文学和科学的学习中。

以脑为导向的教学单元在课堂中是怎样的？

学习单元

在野外独自生存：学习小说《手斧男孩》

年级／教学内容： 5 年级／语言艺术

作者： Glare O'Malley Grizzard

单元首要目标： 学生通过分析篇章、情节、中心思想和意象，增强
阅读理解的语言艺术技能。

脑－目标 4： 教授掌握内容、技能和概念

当我们按照脑－目标4准备教学时，我们坚持三个基本问题或理念：学会利用自然环境；倾听内心深处的声音；成为与众不同的观察者。每个方面都采用多个艺术活动，包括绘画、壁画、角色扮演和写作，这些活动既建立了个人情感联系，也加深了我们学习的深度。

学会利用自然环境

将小说中的物理环境联系起来对于建立读者和（书中）人物的情感连结是很重要的。对我们的校园环境的调查会使城市的5年级学生有一个独特的学习体验。带着望远镜、绘画本和收集桶，他们开始了探险般的寻访，以一种崭新的方式来探索环境。我们在自然中漫步，带着收集自然物回到教室的使命。我们用它们来创建自然角，并把我们观察到的画出来。我们用自然材料来创作日记、在绘本中画画。课堂讨论的主题有环境论、环境保护和生存故事。相关的主题非常生动，辩论也贯穿于整个学习过程中。

一个学生分享了他如何享受这些活动："我非常喜欢在室外课堂学习，我们更容易理解在飞机坠毁时，Brian经历了什么。我们可以闭上眼听鸟鸣叫，感受凉风习习，假装我们与他在一起。当我们睁开眼后，我们会以一个新的角度来看环境中的细节。"

倾听内心深处的声音

戏剧为唤醒人们过去的经历提供了很多机会。起初采用戏剧方式似乎会对教师具有挑战性，但对学生却从未有过。不管是否提示他们身处幸存者Brian的位置，还是在比较冷场的情况下说话，或是表演Brian的绝望的父母在家里的反应，他们都能热情而自然地表演出来，把自己放在一个新的角色中来探索角色应有的反应。除了技能教学，我们还需要了解一些戏剧知识；角色扮演、舞台活动及其变体让学生有机会比只学书本做出更多的反应。

我们支持传统的阅读、写作活动，此外，在艺术整合教育后，我们学习写作的途径变得非常个性化。给学生的作业是关于活动的创作自述，不管它们是行程记录、日常记录、田野笔记，还是给家里的信都可以。我们告诉学生艺术家的创作自述的概念。这丰富了课堂上的艺术词

○ 我们支持传统的阅读、写作活动，此外，在艺术整合教育后，我们学习写作的途径变得非常个性化。

汇和方法，并且利用学生的写作活动来帮助他们更有效地理解所学习的内容，提高他们的文学能力。我的合作老师认为，"我鼓励的写作方式是我能在这样的作品中听到学生在写作时的心声和想法……他们自己的想法"。

成为与众不同的观察者

发展专注力并意识到细节是小说中的 Brian 最终用来找到食物来源的工具——这是一个重要的学习经历。我们将这种经历转化为教学生们画写生画。这不是说让他们在头脑中回忆或想象绘画。写生画，是教学生画他们能看到的。完成这项任务的学生不仅从阅读中了解一个敏锐的观察者是怎样的，他们自身也获得了作为观察者的体验。对比采用传统方法教授这单元，学生们的参与度更高，在测评中显示出更深的理解。调查研究的感觉让课堂变得生动。

学习单元

基因和遗传——跳出庞纳特方格来思考

年级/教学内容： 10 年级 / 生物

作者： Suzanne P. McNamara

单元首要目标： 学生需要将他们对基因和遗传学的理解应用到对当前的医疗和社会热点以及人类多样性的讨论中。

脑 - 目标 4： 教授掌握内容、技能和概念

如教育家所言，我们的目标就是帮助学生习得终身有用的技能和知识。简单地将信息以新的方式呈现给学生还不够。学生需要有机会来让大脑加工、存储和提取信息。而教师的作用可以被视作"大脑开发者"，所有教室的大门上都应标注："施工区域：发展中的大脑"。一个精心计划和实施的课程并不代表学生能学会。

> ○ 教师的作用可以被视作"大脑开发者"，所有教室的大门上都应标注："施工区域：发展中的大脑"。

孩子能记住"2+2=4"的口诀，这不意味着他或她真的理解加法概念。高中的基因课上的材料可能非常概念化，需要学生将他们不能真正

看到的加工过程视觉化。因而，这对某些学生非常困难，他们需要真正理解信息而不是简单记住它们。教师们必须采用针对大脑的最佳实践来使学生习得和存储信息。

在高中基因课程中学生要学的一个重要的概念是 DNA 的结构和功能。学生会有多种途径接触到这些信息，他们有时间来识别、修改和巩固这些来自课堂的信息产生的新的记忆。我们在最初的基因课单元让学生画一个 DNA 分子的草图，描述它在生命研究中的重要性。这个简短的活动有助于确定和评估先验知识。首先给学生呈现一段 BioFlix 的动画，这是由一名图画设计师制作的 3D DNA 分子模式。这个材料帮助学生了解分子的视觉表征，尤其注意到它的结构、功能和位置。通过动画片向学生介绍完分子后，我们将给他们提供与小组一起学习工作的机会，他们可以用糖果做模型。学生用牙签和棉花糖把多乐滋黏土粘起来做成了构成 DNA 的大分子。

在实验室里，学生从草莓里提取 DNA。尽管他们看不到单个的分子，他们却能分辨出盘绕的 DNA 样本。按照流程的几个步骤，他们通过动手操作来探究 DNA 在细胞的哪个位置。在课堂之外，给学生们一个任务，让他们制作一个有关 DNA

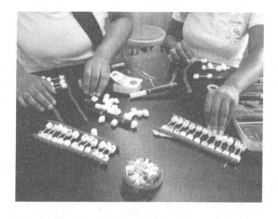

结构和功能的动画。很多学生想出聪明的方法来记住组成 DNA 的各种分子，他们利用不同方式来帮助表达他们的信息。学生们会有机会在教室附近的"艺术街"里阅读和观看同学的动画作品，还可以在便签贴上留言。

在对 DNA 分子的探索活动中，学生们被分成小组并得到一个任务，即做一个有关 DNA 复制的表演，复制是 DNA 分子的主要功能。这个活动不仅帮助学生培养创新能力，同时也帮助他们强化和巩固新学到的知识。最后，作为这次教学的一个扩展，学生们将观看一个较短的影片剪辑，阅读文章，参与一个有关人类基因工程的讨论。通过参照人类真实世界的信息，学生能够将他们生物课所学的内容与真实生活中的经历联系起来。

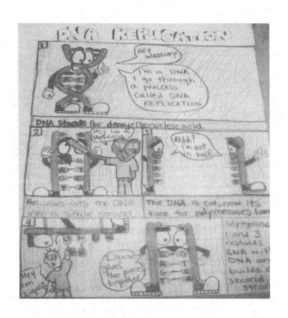

综上所述，这些教学方式形成个人情感与材料信息之间的连结，使得学生能保持他们的注意力，评估他们的先验知识，同时他们有多种机会来练习这些新学到的信息。所有的这些都会影响到学生将信息存储和保留得有多牢固。

第八章

脑－目标 5：教授知识的扩展和应用

——教育中的创造力和创新性

> 学校教育的基本目标应该培养出能发明新鲜事物的男人和女人，而不是仅仅重复前人所为，他们具有创造性，善于发明和发现，同时，他们具有批判性和怀疑精神，不会全盘接受所学的知识。
>
> ——让·皮亚杰

我们用 Cory 的名字来开始我们对脑－目标 5 的学习。他是一名来自城市学区的 7 年级学生。他说："学校对我来说无聊极了，我觉得简直是浪费生命。每天都在重复同样的事情，就像老师和我们谈话，把教科书和讲义中的很多资料给我们，让我们阅读，然后还要找到问题的答案，再写到作业本上。唯一我觉得真正在学习的时候是当我开始真正做一些事情。就像上周，我们真的做了很酷的事情。我们做了一个调查来研究住在周围的邻居对安全和社区服务的感受如何。然后我们在商店和公交车站采访他们。最后我们给市政府写了一封信诠释如何改善能使我们的邻居感觉更棒。从中我学到很多，我希望学校总能像这样如此欢乐。"

今天在我们的学校里，像 Cory 这种频繁出现的对学校不感兴趣的学生非常普遍。为了应对很多客观现实的挑战，比如班级的规模、资源的缺乏、班级的管理、密集的教学主题、行政类的文书工作、准备考试和缺乏时间来规划富有合作性和创新性的课程，教师们不得不依赖于某些教学方法，这些方法不仅不能激发学生的学习热情，同时也很难提升他们的创造性思维。在这种一成不变的教学中，Cory 可能很自然地成为每天从高中退学的 6000 个学生中的一员，也很有可能成为每年从全国学校里退学的 120 万的辍学生之一。

幸运的是，尽管教师面临的挑战有很多看起来不可逾越，但是教导孩子们成为有创造性的思考者并不在列。BTT 模式为所有的孩子提供一种框架来建立创新性的策略。回忆上一章的内容，我们聚焦于如何让学生掌握经过挑选的教学目标——掌握即学生在长时记忆中保持信息。我们的专家教师说明了如何设计整合的艺术活动，为学生提供丰富、新奇和具有创造性的方式，帮助他们提高对内容的记忆。在大多数传统的教学方式中，当学生要掌握学习目标时，教师典型的做法是用一个单元测试来考查学生，然而，一旦学生已经习得知识，重要的下一步一定会是促进对知识更深入的理解和真正的学习。

在这一章中我们描述这个模式的另一阶段，脑 – 目标 5 关注于这个下一步：延展指导，以使学生有机会在有意义的、主动的、真实的问题解决任务中创造性地应用他们所学到的技能和知识。就如 Cory 所说的那样，这种类型的指导容许学生看到教学目标是如何与解决他们在真实生活中的问题相联系的；这种联系有助于使学习经历变得更加有意义和有趣。这一章呈现的研究揭示了创造性思维如何塑造我们的意识和大脑，以及它与传统性思维的不同之处。另外，我们还会讨论来自脑科学的理论概念和实验发现如何帮助教学实践的设计，以便在课堂上提升创造性思维。

21 世纪的技能

脑 – 目标 5 的目标和 21 世纪技能运动的目标紧密一致。正如 Daniel Pink（2006）所指出的，对学生来说，以连续性的、书面的、教科书的和分析性的思维模式为基础的技能是必要的，但这并不够。当然，学生应该受到与 21 世纪技能运动目标相一致的指导，他们应该得到充分展现创造性的机会，并以有助于发展和滋养创新性思维的方式为他们提供知识。而且，批判性的思维和创造性的解决问题的能力是远远延伸于课堂之外的关键技能，他们会在工业、卫生保健、科技、环境和公共政策上面做出伟大的发明和重要的改变。

> ○ 学生应该受到与 21 世纪技能运动目标相一致的指导，他们应该得到充分展现创造性的机会，并以有助于发展和滋养创新性思维的方式为他们提供知识。

不幸的是，正如上面所描述的那样，教师面临着一系列的因素，阻止他们给学生提供足够的（或一些）机会以发展这样的技能。也有一些例外，偶尔有一些教师以激发创造性思维的教学作为授课的基础，但是这种课程或教学实践很少在现有教育系统内制度化（Rotherham & Willingham, 2009）。与此相应，Rotherham 和 Willingham（2009）提出警示："我们还不能提供一个教育系统，使接收到高质量教育就像猜谜语游戏一样有趣。"所以，正如本章所示，我们考虑的方法是让各个年龄段的所有学生都接受严密的和有意义的指导，促发他们的创造性思维并能培养脑-目标 5 和 21 世纪技能运动所倡导的思维技能。

来自专家教师

BTT 遇到高等教育

我最近参加一个大学生生物学教育的会议，发现一些最成功的教授正在使用的技巧和以脑为导向的教学模式十分的契合。一位获奖教师强调开展活动，她设计游戏来辅助教学，让她的学生学习氮循环。她的学生很享受学习过程，并且学习成绩都得到显著提升。

我已经教授了很长一段时间的大学生物信息学和分子生物学，我正在意识到我的一些比较成功的教学技巧都是根植于以脑为导向的教学宗旨之上的。我曾用一条皮带和电话线来解释高阶超级螺旋的 DNA，以及特殊的酶是如何降解这种超级螺旋的。这种视觉材料以及学生使用可操作的实体真的对他们形成关于这一主题的概念很有帮助。

在那节课的后面阶段，我的学生已经能认识到当他们学习 DNA 转录、基因表达和细胞分裂时，超级螺旋是关键性的因素。

与那些真正推动科学教育的同行教师们展开很多次令人兴奋的讨论之后，我认识到如何能更广泛地应用 BTT 的教学模式。在参加过 BTT 的工作坊之后，我受到启发，用实验项目替代标准的实验指导。我把学习材料和学习目标告诉学生，让他们自己设计实验。这让我想起，当实验训练是实际动手的活动时，学生才会真正学到东西。如果他们设计实验，他们就在一个较高的水准阶段发展创造性和领悟力，非常像主厨，他们知道如何即兴创作。

我发现这个在计算机实验室里也是奏效的。我教授一门需要亲自实践的生物信息课程，课堂上学生使用计算机分析 DNA 和蛋白质序列。我总是发现学习生物信息学最好的方式就是实践它，而且学生也经常很喜欢我为他们设计的紧张的练习。我发现对这些结构化的活动做一点细微的调整，重新设计，容许学生去"帮助编写配方"，这样做看起来可以提高学生对一些很难的内容的概念性理解。

我真的看到学生现在更愿意投入到学习之中，他们讨论问题并致力于解决它们。学生的思考毫无疑问都变得更富有创造性。

Bob Lessick 博士
生物信息学研究生

课堂上的创造性和革新

脑－目标 5 鼓励通过提升创造性和革新的思维对知识加以延展和应用（Hardiman, 2010）。培养创造性和类似的技能是假设创造性是一种不固定的并很容易受影响的品质；幸运的是，很多教育者和科学家提供日益增多的研究结果来支持这种假设（如：Bruner, 1965; Bull, Montgomery & Baloche, 1995; Cropley, 2001; DeHaan, 2009; Dugosh, Paulus, Roland, & Yang, 2000）。例如，Dugosh 和同事（2000）发现一个人在头脑风暴中产生新想法的能力会与其接触他人观点的数量成正相关，这与创造性的加工可以被影响的观点相一致。其他的结果也说明，人们寻求解决问题的方案时，如果他们考虑如何实现想法，或者实施想法的计划时，他们能想出更多和更有创造性的办法（Byrne, Shipman, & Mumford, 2010）。

　　尽管存在这些证据，在我们的文化中仍有一种普遍存在的误解：创造性、创新性思维和问题解决技能只是那些有才华的人的天赋，一般都认为只有高智商或者天赋异禀的人才能拥有。更有甚者，教学实践甚至教育系统也时常拘泥于这种观点。一个有力的例子说明了这种错觉是如何发生作用的：大家经常看到所谓的天才学生与"差生"在班级里受到有天壤之别的对待。也就是说，在全国，所有的"天才计划"中大部分的课程和教学包括开发创造性问题解决的活动，例如复杂的科学项目或者跨学科的研究计划。这些提升创造性的活动在很多传统的课堂中是很少见的，特别是那些提供给存在较大学习差异的学生的教学课程或者那些为标准化考试而设计的课程。这些传统的课堂一般都是给予学生几种有限的、仅为让他们通过考试而设计的教学策略。

> ○ 在我们的文化中仍有一种普遍存在的误解：创造性、创新性思维和问题解决技能只是那些有才华的人的天赋，一般都认为只有高智商或者天赋异禀的人才能拥有。

　　这种授课关键在于**求同思维**，它鼓励学生发现唯一正确的问题解决方案。大部分教育者都会赞同这种求同思维任务，它在整个教育实践中占主导地位并且是一种可量化的绩效指标（Runco, 2004）。相反的是，促进**发散性思维**的活动能引导学生产生多种多样的解决方法，由此提高他们创造性解决问题的能力。脑目标－5（以及BTT）所倡导的教学方式支持学生在各个能力水平的求同思维和发散性思维。

> ○ 促进发散性思维的活动能引导学生产生多种多样的解决方法，由此提高他们创造性解决问题的能力。

　　在钻研理论框架和涉及创造性研究之前，弄清楚创造力与智力之间的关系——如果存在的话——很重要。一种高水平的创造能力可能需要以某一特定领域的扎实知识作为基础。这种知识的储备常常指的是具有灵活性的专业知识，不仅仅是知识的累积，还有对信息加工和理解的整合能力，以及能够在新异情景之下灵活地应用信息（比如：Hatano & Oruo, 2003; Schwartz Bransford, & Sears, 2005）。Crawford 和 Brophy（2006）描述具有适应性的技能就是指"确保专业人员持续性学习并能不断适应新环境的推理和问题解决能力"。尽管一个人掌握适应性技能的水平可能（或者甚至很可能）在某些方面和一个人的智力水平相关，但是有些教育家和科学家依然赞同创造力包含的不仅仅是智力（比如：MacKinnon, 1966），创造力和智力是不同的两个概念（比如：Runco, 2004）。例如，Runco 和 Albert（1986）的工作表明有些创造力测量只需要很低水平的智力就能够达到。同样的，在一个使用结构方程模式的研究中，Plucker（1999）检验成人创造性成就与发散性思维任务和智力测验成绩之间的关系。尽管两种类型测验的成绩都对创造性成就有所贡献，但是发散性思维任务的成绩比智力测验的成绩在相关度上高三倍。这些结果有助于研究者把创造力研究的焦点从创造力和智力的分离转换到了了解"创造力相关性、益处及条件"（Runco, 2004）。而且，证据表明创造力的培养不应该只是天才教育中才具有的，因为创造性在本质上不是天生的，它能也应该在我们的学校中传授。正如我们将在下文中所见，参与创造性活动会让大脑在认知测验中发生一系列的变化，比如脑容量发生显著的改变，同样的，脑结构和功能也会有所改善（Andreasen, 2005）。

○ 创造力和智力是不同的两个概念。创造性在本质上不是天生的，它能也应该在我们的学校中传授。

来自专家教师

科学老师的作品集

在我的以脑为导向的教学单元中最具挑战也最有价值的部分就是活动，需要学生有意义地应用他们的知识参与的活动。我尝试促进学生的发散性思维，这种思维模式时常让学生很难适应。他们训练有素，习惯于寻求"正确答案"，所以一开始他们在产生想法的过程中将会体验到挫败感，因为课程的重点不再是仅仅寻找单一的解决方法。

在学年的第一单元课程中，我会要求学生区分确切的知识和推论性的知识，自己观察并得出结论。我设计了一节课，要求他们基于我平时在班级里所展示出来的我的生活状态，写一段关于我的有创意的文章。他们可以观察的东西比如照片、旧玩具、学校毕业册、收藏品、光盘、电影，以及有关衣服和配饰的文章。他们的任务是写一篇真正可以用的文章，比如出现在杂志中的专栏介绍、脸书的简介或者讣告。（是的，一些学生学到了我的幽默感。）

这个活动把课程带到了生活之中，也和脑－目标1相契合，当学生开始与我更紧密地连结时，我是他们的老师，同时也是和他们一样拥有很多相似兴趣点的"有血有肉的人"。当听学生们朗读他们富有创意的作品时，我惊叹于学生的深刻洞察力，他们整合了对事物的观察和理解来写出我的个人故事。有些学生是虚构派的，有的学生是写实派的。还有一些用素描和卡通表达。这次活动最重要的成果之一就是大部分学生都能用不同的角度来探索他人，有别于传统的作业模式。有时候，他们在我们的科学单元中整合不同内容的主题来思考新异的问题及解决方法，通过这种方式来学习科学原理。这是一个简单的测试，但是种种迹象表现出学生仔细观察的重要性，他们使用数据支持结果，很多复杂的结论可以通过观察得到。

我发现在学年结束甚至之后，学生们都会记住这种有创意的活动。当以前的学生重回我的课堂一起讨论某些需要他们专心致志参与的活动时，我总是感到非常的神奇。他们对内容的记忆远远强于我只是让他们在章节结束回顾时读一下课文或回答问题。

Georgia Woerner

中学科学教师

关于高阶思维和创造力，脑科学研究告诉我们什么？

因为使用新奇的、原创的和有效的方式应用知识需要创造性的思维，那我们考虑创造性思维的这种能力是不是可以通过神经加工反映出来，或者通过特定的方式来训练或教授的话是不是能引起神经活动的显著性改变。涉及创造性思维的脑区——特别是发散性思维——主要包括

○ 涉及创造性思维的脑区——特别是发散性思维——主要包括前额叶皮层区域。

前额叶皮层区域，这个区域经常与高阶认知和执行功能相关联（见 Dietrich & Kanso, 2010, 综述）。这些加工的特点是通过使用工作记忆的能力去计划、组织行动和参与问题解决及抽象思维（Denckla, 1996）。

过去 20 年对大脑可塑性的广泛研究表明，重复的感觉经历能引起脑发生显著的变化（见 Fu & Zuo, 2011，综述）。比如，研究表明当给一个人多重感官刺激时，他的大脑会加强已有脑网络（Karmarkar & Dan, 2006）。另外一项关于伦敦出租车司机的研究已经证实大脑的可塑性。该研究选择的受试者都是伦敦的出租车司机，都受过很多导航技能的培训，并需要记忆成千上万条街道的位置，Maguire 和同事（2000）发现司机们的海马显著增大，海马是大脑中与记忆相关的区域。相对于控制组，在司机这一组中，海马的容量与其所从事司机行业的年数成正比，开车的时间越久，海马的容量就越大。这些结果显示在日常生活中，如果一个人需要不断回忆上千个位置，那海马这个专门与记忆相关的脑区的脑容量就会增加。

当人在参加某些活动时，比如演奏乐器这种很需要创造性思维参与的活动，他们的脑结构也会发生改变。也就是说，越来越多的研究表明，那些长年累月练习和演奏乐器的音乐家的脑容量和脑结构与音乐界以外的人是不一样的（比如：Schlaug, Jäncke, Huang, Staiger, & Steinmetz, 1995）。Hyde 及同事（2009）做了进一步的研究，以探索这些音乐家是因为音乐训练导致脑结构的改变，还是因为他们业已存在脑结构与众不同，所以他们痴迷于持续的练习音乐。研究者们验证了音乐训练对 6 岁孩子（之前没有参加过音乐训练）的影响。一组孩子，乐器组，每周上一次电子琴课。另外一组，控制组，每周上一次音乐大课，唱唱歌、玩玩鼓与铃铛。两组的平均持续时间均为 15 个月。结果显示，相对于控制组，乐器组孩子的多个脑区都增大了，包括控制高阶思维的前额叶。乐器组的孩子还显示出更高的运动控制技能和听力水平。这些结果表明教孩子完成创造性的任务不仅能提高认知功能，同时还能改变大脑结构。

○ 教孩子完成创造性的任务不仅能提高认知功能，同时还能改变大脑结构。

另外针对训练或者经历是如何改变大脑的，研究者已经探究了不同思考模式的差异性——比如对比创造性思维与比较传统的思维。在认知加工中，高级的创造性思维经常有别于比较传统的思维，因为它部分依赖于发散性思维，也就是说同样的输入或者相同的内容，却能产生多个令人满意的解决方法。哈佛教授 David Perkins（2001）主张创造性是突破性或独特类型的思维，包含了与常规问题解决不同的模式。而且越来越多的研究说明当我们在参与需要这种类型思维的活动时，我们的大脑会显示出不同的工作模式。比如 Fink 和同事（2007）使用脑电图（EEG）记录受试者在完成任务时的脑活动，这些任务需要受试者做出高度创造性的反应，评估的指标是流畅性（比如想法的数量）以及想法的原创性。他们发现当受试者呈现的想法是原创性的时，相对于非原创性的想法，这时的 EEG 活动会显著增强，这提示大脑活动模式可以反映创造性思维。另外一个研究中，Chávez-Eakle 和同事（2007）比较不同类型人的认知模式和神经活动，一组是具有高创造性能力的人，一组是控制组。使用托兰斯创造性思维测验（TTCT）——目前应用最广泛的创造力测验——研究者评估受试者产生多种原创性和灵活性想法的能力。当受试者完成测验项目，研究者测量两种受试者的大脑皮层脑血流量的变化，一组是高创造性组，一组是平均水平的控制组。在 TTCT 中得分很高的具有高创造性的受试者的大脑区域，包括情绪、工作记忆和新异反应，都表现出显著增强的活动。

> ○ 在认知加工中，高级的创造性思维经常有别于比较传统的思维，因为它部分依赖于发散性思维。

Bowden 和 Jung-Beeman（2007）主张因为左右半球在不同的认知加工过程中的某些方面是相关联的，可以通过研究一种特殊的创造性想法的产生过程中的半球差异来测量创造性思维。同时，他们使用脑电图和功能核磁共振技术，研究顿悟的神经成分。他们形容顿悟是一种对复杂情景很深刻的突然的理解，经常被形容为"啊哈"的时刻。顿悟的瞬间经常会伴随对传统假设的突破和信息之间一般的关联，这样有助于产生新异的问题解决方法。两人的研究结果揭示，当受试者报告通过顿悟解决问题时，右半球的激活更显著。因此，他们说这样的结果提示我们大脑是何时以及如何来参与问题解决的，从而指导教师在设计课程时改进教学方法来帮助学生产生更多的顿悟。

> ○ 顿悟的瞬间经常会伴随对传统假设的突破和信息之间一般的关联，这样有助于产生新异的问题解决方法。

约翰·霍普金斯大学的研究者 Charles Limb 的研究帮助我们更好地理解在创造性活动中不同的神经加工机制（Limb & Braun, 2008）。使用功能核磁共振技术，Limb 和 Allen Braun（在国家健康研究院的同事）观察专业爵士钢琴家在自发演奏即兴爵士乐时的脑活动。他们比较了两种状态，一种是即兴表演，另外一种是音乐家演奏一首以前熟记的爵士乐。结果表明这两种不同的演奏激活的脑区显著的差异。即兴表演时，功能脑扫描提示背外侧前额叶皮层广泛性的失活，特别是与自我管理、自我监测相关的区域，核心是注意和抑制。关闭这个脑区可能和"失焦、自由漂浮注意，容许自发的非计划的关联，突然地顿悟和领会"这一类的状态相关联。研究者还发现中部前额叶皮层激活，这个区域和自我表达及个性活动有关。

他们两人的研究揭示了在即兴创作这种特殊情境下，大脑是如何产生创造的。其他的科学家，包括 Keith Sawyer（2006）也提到过即兴创作与创造力之间的关系，他的研究证实可以使用即兴创作来提高创新和创造性问题解决。对于同时学习爵士乐和戏剧的受试者，Sawyer 发现他们协作和即兴的特质能成功地激发新作品的诞生。谈及教育领域，Keith Sawyer（2006）认为我们的经济正在成为知识革新和创造力的产物之一。如果想让学生在未来成功，教育需要伴随着其他产业的实践。也就是说，因为创新或者创造性的问题解决出现在协作情境中，比如即兴会谈或者音乐演奏，所以在我们的学校里，指导性方法需要为学生提供这样的机会，让他们去参加这种与老师和同侪协同合作的活动。

○ 我们的经济正在成为知识革新和创造力的产物之一。如果想让学生在未来成功，教育需要伴随着其他产业的实践。

需要提醒的很重要的一点是，群组工作相对于个体工作并不一定能带来更多更好的想法（见 Mullen, Johnson, & Salas, 1991, 综述）。Brophy（2006）发现群体头脑风暴更适合具有多个部分的任务，头脑风暴能产生更多的解决方法以及更多具有原创性的方案，而个体在完成单一任务时更为成功。这些结果提示，老师在让学生参加群体工作之前，需要辨别任务的类型。

21 世纪技能的内容与过程

大部分科学家同意，如果没有掌握一定知识量，那就不可能产生创造性思维（比如：Csikszentmihalyi, 1996; Heilman, Nadeau, & Beversdorf, 2003）。这种观念和本章节开头所讨论的灵活性专业知识相一致。正如 Ulrich Kraft（2007）所说，"新奇的解决方式是对积木块无数次的分解和重新组合的结果。这就是说问题解决必须根植于对积木块的透彻理解之上"。从另外一个角度说，在掌握某一领域的知识之后，个体能通过不同的方式重新组合已经学过的知识内容，从而找到解决新问题的方法。这种创造性的问题解决是把已经掌握的知识提升到新的水平，远远超过基本的掌握。

○ 在掌握某一领域的知识之后，个体能通过不同的方式重新组合已经学过的知识内容，从而找到解决新问题的方法。

当代的教育者和教育政策制定者都在辩论课程设置到底应该聚焦于知识和内容还是教授批判性思维技巧。但是，如上文所描述的观点，这种二元对立的观点过度简单化了教与学的过程，因为教师必须同时解决这两部分。类似这一思路，Rotherham 和 Willingham（2009）提出在学校所有内容课程设置中，知识学习和思维技能训练应该相互交融。如果没有坚实的知识和技能做基础，学生不可能在现实生活情景中创造性地应用知识，而如果没有创造性思维的能力，学生又将不能很好地学习新的没教过的概念。而且，学生应该掌握能应用于多学科领域的知识和思维技能，这样他们才能解决跨学科的问题。

○ 如果没有坚实的知识和技能做基础，学生不可能在现实生活情景中创造性地应用知识。

关于教学内容和过程之间的最尖锐的争论在数学领域。尽管多数国家的问责测试以多重选择题来测量数学内容，但许多组织坚称学生一定不能只掌握数学技能，而必须能够将知识应用于实际情形。例如，美国数学教师委员会的一本最新出版物《聚焦高中数学：推理和寻找意义》（*Focus in High School Mathematics: Reasoning and Sense Making*），为教师提供了一个设计活动的框架，以引导学生深入地应用数学技能（www.nctm.org）。当美国教育部试图制定阅读和数学的国家标准时，Yong Zhao（2009）的观点必须获得重视。他提出，为了在全球经济上维持竞争力，我们的学生需要展现出国际竞争力，这不仅包括知识，而且包括通过创造性和创新性地解决问题来整合多领域信息的能力。

来自专家教师

从古代世界到你的世界

在教授 6 年级古代文明课程中，挑战之一就是如何把所学的内容和学生自己的生活联系在一起，如何把学到的知识应用于现实生活中。学习这门课程的目标之一是让学生认识到外在的地貌特征是如何影响文化的不同方面，从而形成文明的。在学生学习一些重要的地貌特征以及美索不达米亚早期文明[①]之后，他们形成工作小组，应用所学的知识来创建他们自己的原始文化。按照他们想象中的"部落"，学生们建立居住地，决定食物供给，创建宗教信仰和制作相关的史前古器物。

相对于仅仅是阅读教科书的相关章节，这样的课程让学生能更好地理解所学的内容。学生们饶有兴趣地想象一种文明是如何发展的，考虑的因素包括地形、水供应和天气。他们享受集体合作，学习在小组中达成一致的过程，针对小组内容设定不同的角色并承担相应的责任。

这一活动还能让他们与自己的文化体验建立一种更深的联系。活动的最后一部分是联系现实世界的应用，学生们验证我们城市的地貌是如何形成他们的邻居、家庭传统和生活的。比如，一个生活在巴尔的摩内港附近的学生就会对造船业工人这一团体是如何壮大的非常感兴趣。他发现搬到这个区的移民是因为他们可以从事造船业和航海方面的商业工作，从而谋生。他了解到为什么邻居家的房子是如此的形形色色，从富商家的三层洋房，位于能俯瞰工程项目的地方，到极小的临时水手的住宅。这一活动帮助学生理解他们正在学习的从古代文

[①] 美索不达米亚早期文明（Mesopotamia Civilization），又称两河流域文明，是指在两河流域间的新月沃土（底格里斯河和幼发拉底河之间的美索不达米亚平原，现今伊拉克境内）所发展出来的文明，是西亚最早的文明。——译者注

明而来的各种文化的发展，比如地貌，如何影响到现在的生活。

Dan Hellerback 和 Alexandra Fleming

中学社会研究课程教师

这对教师意味着什么？

如今，在大部分的课堂上，授课都规矩地聚焦于求同思维，至少某些科学家认为这种指导将使孩子的创造力干涸。比如，Kraft（2007）提出当我们通过对同种类型的求同思维活动不断重复地强化神经通路，可能我们正在磨灭能够提升创造性思维的通道。为了发展创造性思维，正如创造力专家 Sir Ken Robinson（2001）所说的，创造力可以也应该在我们的学校里明确地传授。希望在于在课堂上给予明确的指导可以激发新的思维模式，而学生可以无意识使用它们，不仅在学校里，而且在生活中。

提升创造性思维，或者更广义地教授 21 世纪技能，都需要教师不仅能够传授知识，而且能够为学生提供很多机会参与活动，这些活动能够激发发散性思维，也就是说产生新的、不同方向自由流动的想法。教育者们可能习惯于引导学生用一种方法解决一个问题；对教育者来说的挑战就是在课堂上改变这种对"唯一正确答案"的过度寻求。尽管这种想法对于一些教师来说很自然，但是还有一部分老师觉得改变最早使用的传统的教学方式很困难。教师的实践和他们的态度至关重要。研究显示，对于学生应该如何在课堂上表现，教师的理论和概念要么抑制要么提升创造性（Beghetto, 2006），很少有教师会认为他们可以被培训来设计创造性的教学活动（Kampylis, Berki, & Saariluoma, 2009）。

> ○ 提升创造性思维，或者更广义地教授 21 世纪技能，都需要教师不仅能够传授知识，而且能够为学生提供很多机会参与活动，这些活动能够激发发散性思维，也就是说产生新的、不同方向自由流动的想法。

彻底地改变传统的教学方法困难重重，因为这些都是学生所熟悉和预期的。也就是说，从学生入学开始，他们就被教育要有逻辑地思考并在很多标准测验中回答正确的答案，从各种类型的评估性考试到大学入学测验。因此，教师不仅需要调整自己的实践，而且还需要教授学生如何用新的方式去学习，因为他们终将面对的是不存在唯一正确答案的现实世界。

正如这一章开头我们用 Cory 的故事所说明的，毫无疑问，我们的学生应该在课堂上获取比现在更多的东西。国家政策、教师培训和学校实践都应该支持教师设计并实施能够提升创造性和学生参与度的教学，并且师资培训中应该明确地表述教师应该如何激发学生的创造性行为。

来自专家教师

使用科技实现马德里的虚拟之旅

无论何时，当我问及高中的西班牙语学生，他们想从这节课中收获什么，最显而易见的答案是能够在现实生活情景中与说西班牙语的人交流。学生想在外国旅行的经历中使用外语，在我们自己的国家遇到说西班牙语的人，在未来的职业生涯中作为全球化的成员之一掌握不同的语言。

当学生父母在学年伊始来见老师时，我问他们有多少人在高中时学过一门第二语言。所有的人都举手了。但是，当我问有多少人能够熟练使用这门语言与别人交流时，基本上没有一个人举手了。我想确定我的学生以后不会这样。

尽管单纯的语言获得更容易发生在孩提时段，但是神经语言学研究表明即使是成人学习第二语言，也能从初级达到精通的程度。关键在于要进行以语言交流为目的的语言教学。以脑为导向的教学模式为我提供了一个具体的教学框架，这一框架是基于神经科学所设计的单元和课程，能够适应大脑的自然学习系统，培养社交技能。

我曾经使用过的一个社交性的、基于任务的课程例子就是谷歌地球的虚拟之旅，这个活动能够激发学生的创造性并实现使用目标语言的目的。通过技术、即兴创作和想象，我的学生发现他们正漫游在马德里的街道之上。他们的考核目标是证明自己在这个城市的通行能力——步行到达普拉多博物馆①。知识都嵌入在课程里，课程设计为一次虚拟之旅的杰作，期待学生能够到达普拉多博物馆。学生超越了脑−目标4的内容，他们积极参与、询问、对话并判断方向，寻找和跟随指引，描述临近目的地的位置。基于脑−目标5的课程设置能够给学生提供机会创造性和有目的性地使用目标语言。当我看到学生们到达博物馆后的表情，我知道他们感到非常自豪。他们已经通过交流达到了他们的目标，在他们无意识中，他们已经学会了词汇中关于位置的介词和适当的语气。

Elayne Melanson

高中西班牙语教师

脑 − 目标5 的活动

以前在脑−目标4这一章节中提过，掌握知识的主题并能以传统或者非传统的方式诠释出来是教育的重要部分。教师聚焦于传授知识和技能，一般是通过关键知识点的学习，并且艺术已经成为一种特别有用的媒介，为学生提供很多参与学习的活动，帮助他们精通所学。在脑−目标5这一章里，教师鼓励学生拓展所学的知识，超越知识内容本身，通过很多活动锻炼创造性和批判性思维。

以下是和脑−目标5相关联的活动类型举例：

- 引导研究和调查
- 通过设计需要跨学科思考的任务来引导以问题为导向的学习
- 生成多种问题解决方案
- 设计实验来验证假说，建立以项目为基础的学习模式
- 分析历史人物或者文学角色的观点

① 普拉多博物馆：是世界上最好的博物馆之一，是马德里参观人数最多的景点。这里云集了16世纪至19世纪西班牙艺术史上最好的作品。——译者注

- 创建项目以开发多维度的艺术性任务
- 询问新奇的并拥有很多答案的问题
- 与某个问题的不常见的方面连结，引发某种新奇的答案
- 用隐喻和类比来解释概念
- 讨论开放性结尾的问题，探索假设、澄清概念及因果关系
- 容许学生定期反思自己的学习目标
- 从不同的角度重新表述一个问题
- 用视觉呈现的方式，将解决方法的图表化
- 用故事和叙述的方式来解释概念
- 在班级内和更广泛的学习环境中开展小组合作的学习活动

脑 – 目标 5 总结

正如我们的专家教师所诠释的以及以下两个样本单元所倡导的，高质量的课堂教学需要学生成为富有革新精神和创造性的思考者。脑科学的研究表明这种类型的思考需要参与加工的脑区与支持其他类型思考的脑区是不一样的；可塑性的研究告诉我们不断重复的经历能够塑造我们的大脑。因此，发展学生的认知和学业技能，让他们为 21 世纪的工作和生活做好准备，都需要教授课程时开展很多活动来鼓励和支持学生的创造性和革新的思维，这也正是脑 – 目标 5 所提倡的活动类型。

现在我们回到 Clare 和 Suzanne 的学习单元来看看他们如何鼓励学生创造性地应用他们所学的知识。

以脑为导向的教学单元在课堂中是怎样的？

学习单元

在野外独自生存：学习小说《手斧男孩》

年级 / 教学内容：5 年级 / 语言艺术
作者：Glare O'Malley Grizzard
单元首要目标：学生通过分析篇章、情节、中心思想和意象，增强

阅读理解的语言艺术技能。

脑 – 目标 5：教授知识的扩展和应用

在脑 – 目标 4 中，我们从小说中看到一种非传统的历程。学生通过不同的艺术体验形式提高了对这个故事的情节、角色以及主题的理解。学生们热衷于角色扮演，绘制观察记录，从故事中提炼基于感官的、描述性的语言，形成诗一样的作品。其他的活动还包括在一天中不同的时段里通过走路的方式来观察自然，去感受环境中声音和光线的变化。

我们下一个目标是加深学生参与小说的深度，开展能够激发学生创造性思维和知识应用的主题活动。这个活动对学生提出挑战，以三个主要的故事主题为结构自己设计一个原创的作品：学习如何利用自然的环境，倾听内心深处的声音，成为一个与众不同的观察者。这个作品将成为生存指南。告知学生要去想象他们会和主角一样有相似的经历，而且还要为下一个可能经历同样情景的人——处于不熟悉的困境之中——留下"怎么做"的指导。

我们通过困于荒野的形象化的引导让学生身临其境。学生可以选择地点为加拿大的荒野，也就是小说中描述的场景，或者可以创建他们自己的空间，以展示他们的生存技巧，生成一本指南。

比如，一个学生选择临近的内陆城市作为主角的生存指南。他所展示的主题是"成为一个与众不同的观察者"，他第一次通过照相机的镜头，制作了社区的图文故事。他访问邻居，利用"真实世界"的环境来了解社区有哪些资源，这些资源是如何随着时间而发生改变的。他知道了在他所在的社区中，日托中心在哪里，他发现了一个以教会为基础的青年团体，接触了城市的雇员，比如卫生系统的工作人员、消防员和警察，这些维持社区稳定的人。他创建了自己所在城区的"生存小册子"，包括可用的服务和在紧急情况下可以提供帮助的联络信息。

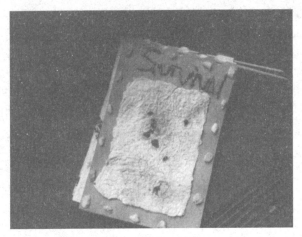

学生制作的生存指南

在这本指南的反思性写作中，他通过询问一些问题——"在家里我如何能感觉到更安全？发生紧急情况下时我可以找谁？当那些大一些的邻居男孩向我施压时，什么才能让我变得更坚强一些？"——来强调主题：倾听内心深处的声音。

用这样的方式来教小说对孩子们来说会变成一种情感丰富的体验。和传统的方式比如齐声朗读、词汇学习和短文写作相比，这种与角色之间积极的互动对学生们来说他们的体会更深刻。在整个学习过程中，学生都显示出更高的注意力。而且孩子们对小说细节的掌握也显著提高。他们的写作也变得内容鲜活，并呈现出一种我们以前看不到的感受。学生们显然很享受这种学习的经历——他们再次发现了纯粹的阅读的快乐。

学习单元

基因和遗传——跳出庞纳特方格来思考

年级／教学内容： 10 年级／生物
作者： Suzanne P. McNamara
单元首要目标： 学生需要将他们对基因和遗传学的理解应用到对当前的医疗和社会热点以及人类多样性的讨论中。

脑－目标5：教授知识的扩展和应用

计划描述：学生要准备一张医疗历史图，包括恰当的诊断、治疗方案和不同人类遗传疾病的预后。他们要利用他们在研究中已经搜集的信息来诊断他们的"患者"，并向同学呈现出他们的医疗主张。

遗传学是我最喜欢与高中生一起探索的科目。学习时，学生经常会问很多关于他们的基因组成的问题。比如他们想知道为什么他们看起来更像爸爸妈妈中的某一个、为什么男人"养家糊口"、为什么他们的亲姐妹拥有绿色的眼睛而家里其他人的眼睛都是棕色的。然而这些相关的问题和更高阶的思考经常被专业词汇密集的课程抑制了，在课程中他们学的只是豌豆的种植、杂交混合和庞纳特方格。学生们很快意识到他们的基因家族谱太复杂了，不适合在课堂上讨论，而且他们的大部分时间都将花在学习单遗传特征上，比如豆荚的形状和颜色。

当传授 21 世纪的技能时，需要给学生提供进行批判性思维的机会，并让他们应用关于遗传学的基础概念来了解他们周围的世界。在整个单元学习的过程中，学生们受到挑战，他们需要对付复杂的问题——DNA在他们的独特性表达上担当何种角色，要给出假设性的答案。真正的挑战在于把遗传学的概念应用到他们自己的生活之中，学生们需要理解这一章节的内容。通过团队合作，让学生担当医生的角色去解决一个遗传失调患者的案例。为了解决这个案例，学生需要一起合作来为他们的病人做出适当的诊断，给予恰当的遗传失调的名称并提供一份完善的治疗计划包括一份准确的预后。我会给学生提供一份病人的基本的医疗病史记录，并给他们提供有关人类遗传疾病的充足的研究资源。

最初，把拼图的各个部分整合在一起[①]对学生来说很难。如果给他们一个特定的遗传失调的病例来研究和呈现的话，他们会觉得轻松很多。这个活动挑战他们，让他们解决一个问题，而且还需要他们团结合作，批判性地思考 DNA 可能在基因表达中所承担的角色、所受到的各方面的

---

① 这里是一个比喻，将对零散知识的整合比作将拼图的各个部分拼成完整的图
　画。——译者注

影响。在团队中，学生们合作，与其他人分享他们的研究与想法，最终解决患者的医疗案例。

　　我用一段来自 NOVA[①] 名为"破解生命密码"的录像片段来开启这个活动。学生们观察父母 Allison 和 Tim Lord 与他们的大儿子 Hayden 之间的活动，Hayden 被诊断患有遗传性失调疾病——家族黑蒙性白痴，一种无法治愈的退行性脑疾病。我的学生吃惊地发现 Hayden 的基因组只是一个基因的突变导致了一种蛋白质在大脑中不能溶解，造成堆积。录像还介绍了相关的遗传信息会导致类似的其他的退行性的症状，这些知识以前我们在班级里讨论过的，通过录像的学习，这些知识对于学生来说变得更有意义了，它让学生把疾病和 Hayden 做了个体的连结。知识不再是抽象的概念，而是 Hayden 这个人呈现出来的一系列的表现。他们可以看到，亲眼看到，一个基因突变对人所造成的影响。教师指导学生把 Hayden 的医疗个案作为一个模板用于研究他们自己的患者。

　　他们的任务是利用所提供的患者的医疗记录做出一个正确的诊断、制订一份治疗方案、决定预后，并向他们的同学呈现自己的医疗主张。他们穿着白色的实验室外套，小组合作，准备一个演示，汇报他们的患者的相关信息以及所诊断的基因失调的疾病。这个项目给学生提供机会参与到活动中，他们的创造力、创新性、批判性思维和问题解决能力都得到了提升。另外，学生对人类多样性有了更深刻的理解，这样他们就有能力持续地探索更具挑战性的基因方面的问题。

　　这种基于问题的活动鼓励学生使用他们从这一单元中所学到的知识和技能，并在现实世界中创造性地思考和应用。这正是医疗专家的日常工作。

———————

① NOVA：美国最受关注的科学类电视节目。——译者注

第九章

脑－目标6：评估学习

当成人尽量更加关注孩子的认知过程而不是所取得的成果时，孩子在做和理解的各个领域的创造力会变得更为明显。

——Loris Malaguzzi，瑞吉欧方法的创始人

脑－目标6关注的是对学生学习的评估，这是以脑为导向的教学（BTT）模式的最后一个部分。要记住，这六个脑－目标适用于教学过程的各个阶段，评估不是仅仅在一个学习单元的结束时进行。相反，各种形式的评估应该在教学的每一个阶段进行，帮助教师和学生评估学习进展，为不断改进教学过程提供指导。除了验证应达到的学习目标并提供形成性反馈（formative feedback），评估测试对记忆的影响与其他脑－目标同样重要。在本章中，我们将了解反馈是怎样成为提高学习和记忆的有力工具。接下来我们会看看传统类型的评估，如考试、测验、章节回顾和标准测试如何被其他的评估形式，诸如整合艺术的活动、档案袋评价及表现性评估，所补充或取代的。理想的评估使学生在记忆和理解方面获益，同时又促进他们进行批判性和创造性思考。

○ 各种形式的评估应该在教学的每一个阶段进行。

从研究到实践：评估促进学习

近年来，较多的来自教育学、心理学和认知科学的研究表明，考试和其他评估远不是简单地告诉老师完成了多少学习。评估提供的反馈能够告诉和激励学生，并以独特的方式增强他们对内容的记忆。第一，评估给学生提供的有效的反馈能够促进学习（例如 Pashler, Cepeda, Wixted, & Rohrer, 2005）。第二，评估使学生主动地回顾信息，这一点已经被证实能够增强记忆（例如 Karpicke & Roediger, 2008）。第三，间隔特定时间对相同材料进行多次有意的"间隔"评估，能够促使学生掌握学习节奏并主动回顾，从而进一步增强记忆（例如 Kornell, Castel, Eich, & Bjork, 2010）。

○ 评估提供的反馈能够告诉和激励学生，并以独特的方式增强他们对内容的记忆。

频率和及时反馈

在一项回顾提高学生学习成绩的最佳策略的元分析教育学研究中，Marzano, Pickering 和 Pollock（2001）发现，及时地纠错反馈是提高学生成绩的最佳途径之一。具体来说，他们分析发现只提供关于答案正误的反馈会带来负面影响，而提供错误回答的正确答案则具有积极作用。当老师解释为什么答案是正确或错误的，或者让学生继续完成任务直到他们做对时，纠错反馈的效果是最强的。

○ 当老师解释为什么答案是正确或错误的，或者让学生继续完成任务直到他们做对时，纠错反馈的效果是最强的。

与上述的元分析的结果一致，Pashler 和他的同事（2005）在母语/外语词组的记忆研究中发现，只给参与者正确或错误的反馈与没有给出任何反馈的测试所得到的结果相同。相反，另一部分参与组在做出错误回答后会获得正确答案，在最后的自由回忆测验中他们表现出巨大的进步——对内容的记忆提高了494%。Fazio, Huesler, Johnson 和 Marsh（2010）也发现当回答错误时，只给出正误反馈为学习者提供的帮助信息非常少。然而，他们也发现，当参与者不太确定他们的答案时，这种正误反馈增强了参与者对正确回答的记忆。Fazio 等人（2010）认为，如果参与者以为他们的答案可能是错的，这种实际正确所带来的惊喜会使他们更加关注他们的答案，从而更好地记忆内容。此外，Finn 和 Metcalfe（2010）表明，通过提供渐进式的提示，而不是直接给学生正确答案，反馈可以成为有效的"支架"。通过这种方式，学生可以获得有效的反馈，而正确答案是由他们自己获得的。Finn 和 Metcalfe 的研究发现，这种支架式反馈所带来的长时记忆比其他类型的反馈（比如，传统的纠错反馈、最少的反馈，以及在多个选项中选择，直到做对为止）更好。

> ○ 通过提供渐进式的提示，而不是直接给学生正确答案，反馈可以成为有效的"支架"。

有效的反馈不仅取决于反馈的类型，而且取决于它的时间和学生的时间知觉，这对学生的动机的影响可能非常重要。当学生们知道在一段时间内不会获得反馈时，他们（也许是无意识的）会付出更少的努力。Kettle 和 Häubl（2010）进行了一项实验，调查在学术领域中，时间对表现反馈的影响。学生们事先知道他们什么时间会获得上交的报告的成绩，这个时间范围是报告上交的当天至 17 天后。该研究的结果表明，表现与反馈时间直接联系，呈线性增加。换句话说，那些知道他们会很快获得反馈的学生比长时延迟反馈的学生取得的成绩更好。研究人员得出结论，有预期的及时反馈很可能激励参与者的表现。

> ○ 那些知道他们会很快获得反馈的学生比长时延迟反馈的学生取得的成绩更好。

上述结果对于那些在考试或测验中简单地标记错误回答，而没有给学生及时反馈的繁忙的老师具有重要意义。在这种类型的反馈中，学生无法从这种只告诉他们正确率的模拟考试或标准测试中获益。除了要注意不正确的回应，当学生做错时，我们应该确保他们关注正确答案并且学习正确答案。一个让学生关注正确答案的好办法是让他们来纠正自己的回答（他们知道分数会由老师检查）。这一策略利用了反馈时间与学生动机的联系，也使得学生在完成评估后得到及时的反馈。总之，对老师而言，有效和重要的评估策略包括以下几个方面：(a)确保学生得到及时的反馈；(b)事先告诉学生他们会获得反馈；(c)提供渐进提示的支架式反馈，使学生自己获得正确答案；(d)让学生继续完成学习任务直到他们充分理解学习内容。

> ○ 学生无法从只告诉他们正确率的模拟考试或标准测试中获益。

尽管老师提供的直接反馈是强有力的，但这并不是唯一的方法。大量的计算机辅助程序也给学生提供了基于错误类型和错误频率的即时反馈和支架式学习。另一种让学生获得及时反馈的简单策略是同伴互评，可以将已经发展出信任与支持关系的学生组成搭档，开展更加规范的班级同伴辅导项目，实施有引导的小组内表现评价。

来自专家教师

有趣的拼写

作为一个特殊教育工作者和阅读专家，我遇到过许多患有读写障碍、具有不同语言学习基础的学生，他们在阅读技巧提高后很久，在拼写方面还存在着很大困难。传统的拼写教育依靠记住相关词汇的列表，在训练的几天之后才进行测试。一些学生在这种拼写测验中表现得很好，但他们在实际书写时的拼写始终很糟糕。这是由于他们能够记住被测试的单词列表，然而，他们并不能迁移他们的知识，即使是对他们自己而言，他们的拼写可能依旧无法被理解。

另一种代替传统方式的拼写测试方法是拼写再认测试。学生们能够思考一个单词是如何拼写的并运用他们所学到的技能。学生花时间学习字母组合中的特定发音，比如"o"的发音像拼写中的 ow 组合（snow），o-e（note），oa（boat），或者 o（most）。他们通过发音构建单词读音以此来练习拼写，关注目标发音的拼写。他们通过发音来构建单词，关注拼出需要的声音。他们花费整周的时间来读不同拼写的单词，这些单词或独立出现，或在故事中出现。在测验中，学生们回忆目标读音的不同拼写组合，并在纸上写下来（如下页图所示）。他们被告知在这个测试中，他们可以拼错很多词，而且错的词越多越好。学生想，"好呀，这个我可以做"。学生们被告知在这些词中有一个的拼写是对的，请他们圈出来。

oa	ow	o	o-e
(boat)	bowt	bot	bote
snoa	(snow)	sno	snoe
moast	mowst	(most)	moste

学生对这个过程有控制感，因为这是他们自己写的，他们也能识别出他们写得对的词。如果学生出错了，教师并不会在错误的拼写上打叉，而是把学生自己拼写正确的词圈出来。

Paula Mainolfi

教师，特殊教育工作者和阅读专家

主动的信息提取

以往的研究已经表明，主动从记忆中提取信息比单纯的学习更有助于长时记忆的保持。例如，Karpicke 和 Roediger（2008）比较了重测和重复学习对外语词汇的长时记忆的影响。他们发现重测的英语／外语词组的记忆明显优于重复学习的词组记忆，这通常称为"测试效应"。尽管在理论上，任何使得学生提取信息的活动（不仅仅是测验），都会产生这种影响。学生在考试时必须主动提取信息，这对增强信息的记忆起到作用。常规的、依赖于被动地接受信息的学习似乎不具有同样的作用。尽管学习肯定是聊胜于无，但它不会使得记忆系统以同样的方式来提取信息。由于完成功课的时间是有限的，通常学生们在提取练习（例如自我提问）中的获益比单纯的学习（例如反复阅读）更多。给学生讲清提取练习的规则很重要，这让他们领会练习的真正意义（例如不能看答案），同时应该鼓励学生把提取练习作为记忆信息的一种策略。学生错误地倾向于相信学习比提取练习更加有效（Kornell & Son, 2009）。传统的抽认卡练习能够帮助学生理解提取的必要性（主动提取的作用解释了为什么抽认卡是有效的）。

○ 主动从记忆中提取信息比单纯的学习更有助于长时记忆的保持。通常学生们在提取练习（例如自我提问）中的获益比单纯的学习（例如反复阅读）更多。

Karpicke 和 Blunt（2011）的研究表明，教育工作者直觉性地让学生过于专注于获取和学习信息的活动，而在让学生练习提取信息来重构已有知识的方面做得不足。然而，提取练习和更精细加工的学习形式比起来又怎么样呢，例如概念图？在一组实验中，Karpicke 和 Blunt 考察了提取练习与精细加工的学习在学习学科内容时的相对优势。通过测量概念的逐字回忆和学生举一反三的能力，即对概念的深层理解，对学习结果进行评估。结果表明，主动的提取练习，甚至能够比精细加工学习更有效地巩固学习。Karpicke 和 Blunt 断定，提取学习应当被视作学习过程中的关键，因为提取行为本身以一种独特的方式加强了记忆。

教育工作者如果仅仅把测试视作一种**测量**学习的方式是失职的，正如上述研究所讨论的，测试也是引发学习的有力方式。需要注意的一点是：这里的测试不同于那类问责制的标准化考试。这里的测试是指，以巩固学习为目标，学生应该经常自觉地考查自己的知识，或者回应老师的提问。在本章后面我们将会看到，知识可以通过创造性的艺术整合的方式来进行考查，这会消除伴随着"测验"一词的所有负面含义。

○ 测试也是引发学习的有力方式。

来自专家教师

井字棋评估

在关于印第安人的教学单元中，我对学生掌握的内容进行项目评估，让他们选择想要展示学习成果的方式。每个学生得到一个井字板，上面描述了九个不同的小项目，学生可以选择任意方向的一行中的三种评估方法。学生喜欢他们选择的项目所带来的挑战，并且因为有权选择怎样来评估学习而感觉充满力量。一些项目涉及写作和研究，其他项目则包含更多的实践活动。

例如，有一行要求学生写两个段落，解释印第安人的文化发展差异的原因，接下来的一个段落写一个印第安人常用药的药方。最后建立某一类型的印第安人家庭的模式，并用一个段落来描述它。每一行包含的项目帮助我评估他们所学到的东西，同时也让他们获得乐趣，并且发挥各人的长处和兴趣。我被他们在项目中投入的努力和激情所惊讶，甚至有一个学生致力于建造实物大小的帐篷。

Kristen McGinness

小学教师

间隔效应

在前面的章节中，我们已经讨论了在我们的学校中这种日趋增多的做法：为了覆盖所有的必修内容，尽可能地在很短时间内教授大量的课程。这种做法导致"教学——测验的循环"，而这种方式不适合深入而持久地学习知识内容，也不利于后续已掌握知识的复习和重测。研究人员很早就意识到在学习活动之间加入间隔的作用，这通常被称作"间隔效应"（例如 Kornell et al., 2010）。最近的研究已经发现了解释间隔效应对记忆巩固的重要性的神经机制。在动物研究中，Okamoto, Endo, Shirao 和 Nagao（2011）观察到间隔学习而不是集中学习（一次完成全部内容的学习）时，小脑中合成了特定的蛋白质。研究人员认为，这项研究补充了有间隔地学习特定任务产生的众所周知的优势的生物学解释。

○ 研究人员很早就意识到在学习活动之间加入间隔的作用。

行为学研究证实了间隔学习的优点，考虑了从间隔数分钟到数小时的特定影响（Cepeda, Pashler, Vul, Wixted, & Rohrer, 2006，一项元分析研究）。然而在最近的一项研究中，Cepeda, Vul, Rohrer, Wixted 和 Pashler（2008）分析了延期复习对先前学习内容（学习／重测）的影响，时间间隔的范围从短（1 天）到很久之后（大约 1 年）。结果表明不同的时间间隔决定了信息能保留多长时间。Cepeda 和他的同事（2006, 2008）在一种极端情况下发现，当测验在初始学习的一周后进行时，复习的最佳滞后时间大约是一天或两天。在另一个极端情况下，当测试在一年左右之后进行时，最佳的时间间隔为 1 至 2 个月。

这对课堂教学来说意味着什么？如果学生的目标是为了在内容学习

的 4～6 周后的单元测试而记忆信息，那么需要在大约一周后进行后续学习／测试来复习内容。相反，如果信息需要保持更长时间的记忆（期末考试或标准化考试），需要间隔一个或几个月对内容进行复习。Cepeda 和他的同事（2008）没有研究时间间隔超过一年的情况，如果目标是保持记忆很多年或一辈子，可能需要每隔几年进行多次复习。正如 Cepeda 和他的同事所做的，注意这一点很重要，过短的学习间隔时间比超过最优间隔要糟糕得多。当学习活动之间的时间间隔接近最优时，记忆效果急剧提高，而当间隔超过最优时间之后，记忆效果会缓慢地衰退。这项研究对教师最大的意义是，**重视在一段时间后复习之前学过的内容并测试学生的知识**。

反馈，主动地信息提取，以及学习活动的间隔等对教育的很多方面具有深远的影响。这项研究可以为做出重要决定的教育决策者、制定标准和考试政策的决策者、组织内容和课程评价的教科书出版商，以及最终决定学生日常课堂活动的任课教师等提供有用的信息。

多种形式的评估

正如前面章节中所讨论的，高质量的教学与各种教学方法的相互影响有关，从传统的直接教学，到通过学生创造作品，培养学生的创造性、发散性思维的、高度的以学生为中心的教学。同样地，对有效评估的挑战是如何平衡那些要求选择正确答案的评估和那些要求学生开放式回应、解决问题并运用知识的评估。

○ 对有效评估的挑战是如何平衡那些要求选择正确答案的评估和那些要求学生开放式回应、解决问题并运用知识的评估。

很少有教育者能够否认在这种测试驱动的教学中，测试的方式和内容在很大程度上影响了我们的教学方式和教学内容。在和全美各地的教师的交流中，我清楚地了解到这种高风险测验和责任追究制的限制影响了教师制定课程和评估结果的方式。美国联邦政府的政府问责办公室指出，在对 48 个州的研究中，38 个州实施的年度测试多半采用选择题（Ashby, 2009）。难怪教师抱怨这些狭隘的评估形式迫使他们以最不相信学生学习的方式教学。教师必须使教学方法与当前采用的能力测验的评估方式相匹配，以便学生精通考试。如果教师从来不让学生练习和准备标准化测验，那对学生来说是极为不利的；至少在可预见的未来，学生无法回避这类评估。然而幸运的是，随着初等和中等教育法案的重新授权，决策者和公众呼吁提供更广泛的教育水平评估办法（包括更好的选择题测验），解决诸如思维能力、解决问题能力等方面的评估。

当我们希望培养学生的创造性思维时，我们的教学和测验必须应对这一挑战。一些州（例如马里兰州和肯塔基州）已经改为采用表现性评估。尽管这些州的经验表明，这种评估相较于"测验泡沫"[①]，给管理和评分带来更大的挑战。Toch（2011）研究表明，采用档案袋评价、表现性评估这类评估方法的国家，诸如新加坡、澳大利亚和英国，都提高了他们在"国际学生评估项目"（PISA）的得分，该测试虽然是以选择题为主的测试，但却能考查学生批判性思维和解决问题的能力。

> ○ 当我们希望培养学生的创造性思维时，我们的教学和测验必须应对这一挑战。

相比较而言，当前的标准化成绩测验往往考查低层次的事实性信息，而非更深层次的想法（Brookhart, 2010）。我将介绍一些改变教师关注点和学生学习内容的替代性评估形式，这些评估使考查重要的批判性思维能力成为可能：调研、对不同想法的综合、对观点的多重视角的探索、问题解决、元认知，以及展现宏观理解的隐喻性思维。

档案袋评价

档案袋评价是学生在一段时间内的学习成果的集合。档案袋通常是老师和学生选择的作品的结合，它不仅包括传统的评估方法（作业、测验和考试），而且包含代表性的视听作品、海报展示和美术作品集。对一些学生而言，相比于几乎完全集中于记忆信息的考试，这种作品的集合可能更全面和准确地呈现出学生的进步和对知识的理解。档案袋是一种展示学习进步的强有力的工具，并且这种可见的进步能够给学生和教师巨大的激励。

> ○ 档案袋是一种展示学习进步的强有力的工具，并且这种可见的进步能够给学生和教师巨大的激励。

---

① 指大量为应考而进行的模拟考试。——译者注

来自专家教师

档案袋的影响力

通过档案袋来给学生反馈是一种独特的提供有用信息的方式。我选择学生们将要列入档案袋中的项目，并且允许他们选择想要展示给我、同伴和父母的作品。我要求他们的档案袋中包含一些写作作品，以便从中分析他们的学习现状。通过给他们句子的主线让他们补全完成来支撑他们的写作，例如："这个单元的数学很难懂因为……"或者"这门学科的单元中，我最喜欢的部分是……"或"我学会了一些新的东西……"或"这个问题我还不确定……"。在每个单元的学习中，我和学生逐一交流，并让他们向同伴展示所学到的内容以及哪项活动帮助他们学得更好。

学生们不仅喜欢能够分析自己的学习，并且喜欢评价我为他们设计的活动中所包含的创造性思维。我们都知道基础知识的教学是机械而无趣的，但是让学习变得令人兴奋并与学生的生活紧密相关使我的每一天都充满挑战性。

Robin Melanson
中学科学和数学教师

档案袋评价还可以促进元认知（对认知的认知），允许学生自己设定学习目标，然后追踪他们的进展。即使是像考试和测验这样的传统评估形式，学生也可以通过建立档案袋的过程，来获得更深层的理解，即回顾并写下他们在考试中答错的题目，为什么出现这个错误和他们应该怎样为下次评估进行不同的准备。

学生日志

学生日志是另一种评估和促进学生学习的强有力的工具。虽然日志有许多不同的形式，但其中有两种在教学环境中尤其有用：**反思日志**和**学习日志**。学生创建反思日志记录的目的是思考他们所学到的内容，以一种相对自由的方式探索它们与其他内容的潜在联系，将它们应用到自己和周围人的生活中。反思日志的写作已经被证明能够促进元认知，促进在学习任务中使用更复杂的认知策略（McCrindle & Christensen, 1995）。然而正如 Dyment 和 O'Connell（2010）所指出的，写反思日志促使学生进行批判性思考而不是仅对事件进行描述性记录，这一点很重要。如果没有充分的指导，学生很容易陷入纯粹描述性的写作，而这样的日志写作所带来的好处是非常小的。因此，老师需要确保学生通过写日志来练习批判性反思，来使学生最大限度地获益。

> ○ 反思日志的写作已经被证明能够促进元认知，促进在学习任务中使用更复杂的认知策略。

学习日志代表了一种更高限制性和客观性的写作任务（Carr, 2002）。学生创建学习日志时，他们的任务是清晰地叙述他们在教学后理解的重要知识点。例如，学生可能被提示回答一些问题，"我今天学到的三个重要知识点是什么"或者"哪个知识点是我想要深入了解的"。这种高限制性的日志记录形式对许多学生（特别是更年幼的学生）来说，可能是更加简单有效的，因为它为学生写作提供了一个具体的中心和明确的开头。学习日志对于老师跟踪每个学生在课堂中的学习进度也特别有效。学生通常更希望避免在全班同学面前坦率地描述他们所做的事情和不理解的问题。老师应该综合考虑反思日志和学习日志对学生的帮助，以最适合于学生群体的组合方式来加以运用。

> ○ 学习日志对于老师跟踪每个学生在课堂中的学习进度也特别有效。

表现性评估

通过学生在各种活动中的表现来考查学生运用知识的能力，例如实验、根据证据作出判断、评估来源、制订行动计划来解决实际问题、发展多视角的观点，以及用艺术表达来展示对内容的理解和解释。

表现性评估通常使用量规进行评分，从而能够根据几个不同的标准来评估表现。在专题研究或学习单元的开始之前提供量规，给学生未来学习目标的"蓝图"（见第六章，脑－目标3）。量规可以是整体的，给学生由多个标准主观组合的总分，也可以是分析性的，明确指出在不同标准下得分的分配以及如何对不同的标准进行加权（以下是分析性量规的举例）。

表现性评估活动与量规示例示例

学习目标：理解地理环境特征怎样影响一个文明的文化信仰、政治、宗教和教育。

内容：给学生呈现主要的地理特征和早期文明的文化特征，然后，以美索不达米亚为例，给学生展示这些特定的地理特征对文化的制约——知识、信仰、行为，以及政治、宗教、教育。

活动：引导学生运用他们所学到的关于文明运转形式的知识，创建自己的原始文明。确定在哪个地理区域可以发现文明以及该文明的各种特征——文化或信仰体系、政治、宗教、教育，然后描述为什么这种地理环境能够支持你所描述的每个特征。

学生分级标准（整体性量规）：

1. 内容：认识并详细说明一个文明的所有主要特征。

a. 是否确定了一个地理区域及文明的四个特征（政治、宗教、教育、文化）？

2. 批判性思维：合理解释为什么这种地理环境支持每一个特征。

a. 你的解释是易懂且合乎逻辑的吗？也就是说，你所描述的特征在这种地理环境中是不是合理的？例如，一个游牧民族很可能没有农业女神。

3. 独创性：你的地理区域和特征与老师给出的例子以及其他组提出的相比怎么样？

a. 你的一组特征与老师描述的例子相比有什么不同？

4. 延伸性：是否包含超出老师教授内容的新知识？

a. 你的文明是否反映了在本课堂上没有讲授的，你自身所掌握的或其他课程讲授的知识经验？

分级标准（分析性量规）			
知识内容	批判性思维	独创性	延伸性
权重总分　×1	×1	×2	×2
3分　精确确定了地理区域和文明的每一个特征：政府、宗教、教育和文化。	对于每一个特征出现在这个特定的地理环境中的原因提供了合理和深入的解释。	确定的地理区域和特征是独特的：它们与美索不达米亚的例子完全不同，并且和其他组所描述的大部分都不同。	你的文明反映了很多讲授之外的，你的自身经验或从其他学科中获得的知识。
2分　部分或大致地确定了（部分或全部的）地理区域和特征。	对于（部分或全部的）特征出现在这个特定的地理环境中的原因提供了合理但模糊的解释。	确定的一部分地理区域和特征是独有的：它们与美索不达米亚的例子及其他组所描述的有一些不同。	你的文明反映了一部分讲授之外的，你的自身经验或从其他学科中获得的知识。
1分　确定的某些文明的特征的要素不完全。某些特征可能没有详细说明。	对于有些特征出现在这个特定的地理区域中的原因提供了似是而非的模糊的解释。	确定的地理区域和特征与美索不达米亚的例子绝大部分是相同的，大多数特征与教师在课堂上所描述的重合。	你的文明很少反映讲授之外的，你的自身经验或从其他学科中获得的知识。

用量规评估创造性思维和问题解决，这是一种教师评价学生学习的有效方式，这种维度和方式在传统测量中是没有的。然而，关于如何（或者它是否是可能的）给创造力"评级"的争论仍在继续。此外，Brookhart（2010）指出，在教育实践中教师通常用对美学或艺术感染力（例如，在报告的封面绘制一个明快的设计）的单纯判断来代替对学生作业的创新

性的评估。创造性思维的有效评估必须涉及对创造性过程的更深入的了解。用于评测什么是创造性思维的量规，应该注重评估学生整合已学过的不同内容来创造独一无二的想法的能力。

○ 用于评测什么是创造性思维的量规，应该注重评估学生整合已学过的不同内容来创造独一无二的想法的能力。

来自专家教师

数学中的创造性

作为一个喜欢通过艺术进行教学的二年级教师，用非传统的方式来评估学生的学习与我的授课方式是一致的。我用艺术性原则对学生的发散式思维和解决开放性数学问题的能力进行教学和评估。我也鼓励学生表述他们个人与数学在真实世界中的应用的联系。然而我也采用传统的评估方法，许多基于专题研究的评估使得学生富有创造力，如制作一个作品来证明一个数学概念。例如，在学习测量的时候，我采用了典型的中期回顾。后来我决定采用一种更富有创造性的方式——让学生画一张农场的地图来评估他们的学习。他们可以自主选择农场中有哪种动物，有怎样的自然特征。接下来他们要根据所选择的动物的体型和数量确定每类动物的围栏的面积和周长。我事先给学生一个评分规则，告诉学生哪些元素会被分级评分，并且让他们在我对作品评分之前进行自我评估。学生在单元开始时就知道这个量规，所以并不会对此感到惊讶。当我看到他们精彩的作业，我十分惊喜，学生们也为他们的学习而感到自豪。

Rebecca Singer
小学数学教师

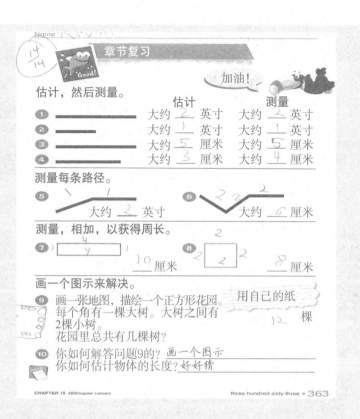

Name _____

章节复习

加油!

Good!

估计，然后测量。

		估计		测量	
①	——————	大约 2 英寸		大约 2 英寸	
②	————	大约 1 英寸		大约 1 英寸	
③	———————	大约 5 厘米		大约 5 厘米	
④	—————	大约 3 厘米		大约 4 厘米	

测量每条路径。

⑤ 大约 2 英寸

⑥ 大约 6 厘米

测量，相加，以获得周长。

⑦ 10 厘米

⑧ 8 厘米

画一个图示来解决。

⑨ 画一张地图，描绘一个正方形花园。
每个角有一棵大树。大树之间有
2棵小树。
花园里总共有几棵树？

用自己的纸

12 棵

⑩ 你如何解答问题9的？画一个图示
你如何估计物体的长度？好好猜

CHAPTER 10 Midchapter review

three hundred sixty-three • 363

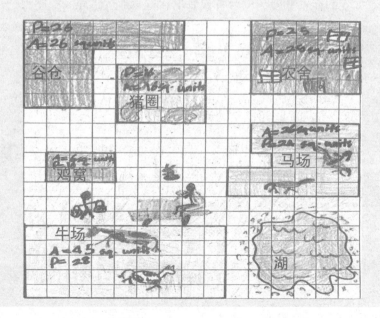

P=26
A=26 sq units
谷仓

P=16
A=16 sq units
猪圈

P=28
A=24 sq units
农舍

A=24 sq units
P=28
马场

A=6 sq units
鸡窝

牛场
A=45 sq units
P=28

湖

农场的面积和周长的评价量规

给你自己的画中包含的每个项目一个 ☺。

_____我至少给 4 种动物画了围栏。

_____我知道每个围栏的周长。

_____我知道每个围栏的面积。

_____我在我的地图中记录了每个围栏的周长和面积。

_____我在我的地图中添加了细节。

我给自己 _____ 个 ☺。

你的老师将会检查你的工作并且给你的画中包含的每个项目一个 ☺。

_____你至少给 4 种动物画了围栏。

_____你知道每个围栏的周长。

_____你知道每个围栏的面积。

_____你在你的地图中记录了每个围栏的周长和面积。

_____你在你的地图中添加了细节。

正如我们在本章看到的，有效教学和有效测试是同一枚硬币的两面。评估是一个和教学同步开始的持续的过程，并且为了保持所学的东西不被遗忘而需要无限持续下去。评估和反馈对于保证学习效率非常重要，并且评估是长时记忆的一个强有力的催化剂，因为它促使学生去检验他们的知识。现在，我们最后一次回到 Clare 和 Suzanne 的以脑为导向的教学单元，看看他们评估单元学习目标的创造性方式。

○ 评估和反馈对于保证学习效率非常重要，并且评估是长时记忆的一个强有力的催化剂，因为它促使学生去检验他们的知识。

以脑为导向的教学单元在课堂中是怎样的？

学习单元

在野外独自生存：学习小说《手斧男孩》

年级 / 教学内容： 5 年级 / 语言艺术

作者： Glare O'Malley Grizzard

单元首要目标： 学生通过分析篇章、情节、中心思想和意象，增强阅读理解的语言艺术技能。

脑 – 目标 6： 评估学习

作为一名从事教师工作的艺术专家，以脑为导向的教学模式中的评估学习对我的教学方式而言可以促进发散性思维、开放性问题的解决以及个人与课程联系的表达。

在与 Linda Bluth 合作的《手斧男孩》单元，我们使用档案袋广泛展示了学生的努力和进步，档案袋的内容由学生和老师选择，包括与学生学习的内容有关的反思写作和自我评估。在单元中，学生们能够回顾自己的档案袋，这为他们提供了持续的反馈，使他们能够认识到进步，并允许他们重新设定自己的目标。

尽管一些传统的方法例如测验和考试仍旧是我们单元的一部分，大多数学生学习的评估是基于真实任务中的表现，例如建立一个记录学生表现和写作的手册 / 盒子。

表现性评估包括量规、检查表和观察图表，来评估学生的感知、语言和运动技能成绩。我们使用量规来测量个体的成长，根据学生的学习差异定制他们的学习。在任务的一开始就把量规给学生，让他们知道学习的目标和成果。

我们将量规、检查表及观察图片进行扩展，以展现学生通过戏剧表演对具体目标的掌握情况。这些评估包括团队合作、对戏剧中词汇的理解、舞台表演和角色扮演。

视觉艺术评估包括以下内容：

- 反思性写作，包括艺术家创作说明
- 景观标准——背景，中景，前景
- 表现人物肖像的标准
- 用自然材料印刷的清单
- 手工页面的检查清单
- 写生本检查清单
- 天然材料工具清单

我们的目标是鼓励学生通过关键对话、评论和艺术家创作说明，对自己和其他人的工作进行更加缜密的评价。

艺术家创作说明的提示：

- 在这件作品中，通过 ＿＿＿＿＿＿＿＿＿＿＿＿＿＿，我变成一个不同的观察者。
- 当 ＿＿＿＿＿＿＿＿＿＿＿＿＿，我发现它具有挑战性。
- 当我 ＿＿＿＿＿＿＿＿＿＿＿＿，我发现它更容易。
- 当我 ＿＿＿＿＿＿＿＿＿＿＿＿，我对自己感到惊讶。
- 我认为这件作品帮助我更好地理解 Brian，因为＿＿＿＿＿＿＿＿＿
  ＿＿＿＿＿＿＿＿＿＿＿＿＿＿＿＿＿＿＿＿＿＿＿＿＿＿＿＿＿。
- 我可以看出对环境中的材料的运用改善了我的艺术创作，因为＿＿
  ＿＿＿＿＿＿＿＿＿＿＿＿＿＿＿＿＿＿＿＿＿＿＿＿＿＿＿＿＿。
- 我以新的方式看待我的环境中的一些细节，如＿＿＿＿＿＿＿＿＿
  ＿＿＿＿＿＿＿＿＿＿＿＿＿＿＿＿＿＿＿＿＿＿＿＿＿＿＿＿＿。
- 我能够更好地描写我的感受，因为＿＿＿＿＿＿＿＿＿＿＿＿＿＿
  ＿＿＿＿＿＿＿＿＿＿＿＿＿＿＿＿＿＿＿＿＿＿＿＿＿＿＿＿＿。
- 我对艺术创作的思想发生了变化，因为＿＿＿＿＿＿＿＿＿＿＿＿
  ＿＿＿＿＿＿＿＿＿＿＿＿＿＿＿＿＿＿＿＿＿＿＿＿＿＿＿＿＿。
- 我喜欢这个作品，因为＿＿＿＿＿＿＿＿＿＿＿＿＿＿＿＿＿＿＿
  ＿＿＿＿＿＿＿＿＿＿＿＿＿＿＿＿＿＿＿＿＿＿＿＿＿＿＿＿＿。

指南和生存盒的分析性量规				
指南和生存盒的分析性量规	观察性图画	制作生存盒	现场写生	创建日志
3分	至少有三幅具有强烈写实风格的自然图画，大小相对一致。	完成的盒子和书一样大。使用自然主题的材料。表现出细致的工艺。	至少有三份关于自然物体或环境的写生。	表现出卓越的工艺，用天然材料作封面，内页是四张手工纸。
2分	至少有两幅具有部分写实风格的自然图画。	和书一样大的盒子大部分完成。使用自然主题的材料。表现出一些细致的工艺。	至少有两份关于自然物体或环境的写生。	表现出卓越的工艺，用一些天然材料作封面。至少有三张手工纸内页。
1分	至少有一幅具有部分写实风格的自然图画。	没有完成，尺寸很小，并不细致，几乎没有自然主题。	有一份关于自然物体或环境的写生。	表现出生疏的基础工艺，用一些天然材料作封面。至少有一到两张手工纸内页。

学习单元

基因和遗传——跳出庞纳特方格来思考

年级/教学内容： 10年级/生物

作者： Suzanne P. McNamara

单元首要目标： 学生需要将他们对基因和遗传学的理解应用到对当前的医疗和社会热点以及人类多样性的讨论中。

脑-目标6： 评估学习

为了真正地在学习过程中帮助学生，他们需要获得即时的、经常性的关于他们表现的确切反馈。这种持续不断的评估支持着大脑的自然学习系统。然而在很多时候，反馈仅限于考试和测验所得到的成绩，或者是一次偶然的课题或论文。尽管对老师而言这更容易处理，但这种传统的评估方法对教学和提高学习所起到的作用很小。传统的评估方式告诉学生关于新知识的问题他们回答得怎么样，但并没有提供关于他们学习进展的详细信息。对于很多传统的评估方式而言，70分并不一定意味着学生真正理解了评估内容的70%。另外，这些数字对于学生理解哪些是他们所掌握的和没有掌握的内容，所起到的指导作用很小。

在这个单元中，学生有一些非传统的评估。在单元中期，学习了谱系之后，给他们布置一个家族谱系的课题，这个项目会在单元的剩余部分持续进行。学生被要求选择一个自己的血缘家族或著名的血缘家族（杰克逊、奥巴马、英国皇室等）具有的遗传性状。然后采用准确的符号和注释，构建一个至少包括三代家族成员的该性状的遗传谱系。

学生们初步写下这次作业，以便他们的同伴和老师对此进行评价并提供有用的反馈。评估的最后定稿在一周后提交并进行分级和返还，学生能够使用反馈继续进行评估的第二部分。接下来要求学生用他们学到的孟德尔遗传定律来展示他们家族的两个配对个体之间的交配并报告可能出现的结果，完成这样的三对配对。学生除了获得对这部分项目的反馈意见之外，每个学生还获得一个关于他的家庭的假设性陈述"如果……会发生什么事情？"该项目的最后部分允许教师进一步区分项目，以解决每个学生的需求，并鼓励所有的学生对这次评估所包含的信息进行批判性思考。

在这个单元中使用的另一个真实性评估是实验室实践，学生需要在团队中工作，运用他们学到的遗传学知识，找出实验方案。每个实验组获得犯罪现场发现的尿液样本证据信息。学生必须一起工作，确定患有黑尿症、尿黑酸尿症的个体来破案。学生被要求运用在整个单元中学到的信息，采用庞纳特方格和实验室检测技术。这一评估使他们有机会对遗传进行批判性的思考并解决复杂问题。

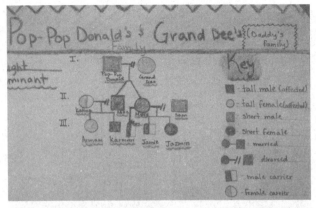

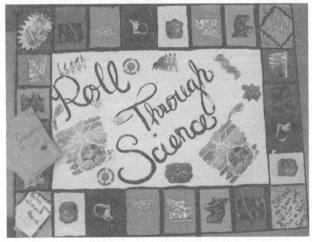

学生作业示例

　　最后的真实性评估要求学生创建一个棋盘游戏，关注涵盖整个单元的所有标准。学生分别制作问题卡来挑战同伴。游戏设计完成后，学生以小组为单位进行游戏并给设计者提供反馈。游戏在单元测试那天上交，在此之前，所有的同学都可以修改自己的游戏。学生写下游戏的问题和答案，鼓励他们制作具有挑战性的游戏，帮助他们更好地为最后的单元测试做准备。

　　对学生学习的评估应该始终贯彻于每个单元。它可以为教学的有效性提供有用的深入了解。如果每个学生的目标是学习内容，那么就必须不断地对理解进行评估，并且对他们的表现进行密切的反馈，以确保学生真正掌握了这一内容。

第十章

在学校和课堂中实施以脑为导向的教学模式

> 教师教学艺术的最高境界就是唤醒学生对创新表达和学习知识的乐趣。
>
> ——爱因斯坦

我相信，许多教育者当下采用的教学方法与部分或所有的以脑为导向的教学模式（BTT）组成部分是一致的。除了对良好教学方法的认同，这些教师可能会发现，这个模式为实践提供了一个深层次的研究基础和理论基础。这个模式也可以帮助到那些刚入行的教师或一直寻求新的提升实践方法的教师们。该模式采用统一的框架形式来理解学习如何发生，识别那些最有效的教学方法，为教学提供方向性的指导。这个模式不仅可以应用在班级，还可以用在整个学校，这个模式向学校领导展示了一个有助于学生习得学科内容知识、创新性思维及问题解决能力的愿景。这个愿景将促成学生们愉快地进行深入、严谨的学习并很好地融入校园环境。最后，可能最重要的是，这个模式提供了一个通用的教学语言，来帮助学校各部门团结起来开展最好的教学实践活动。

在与学校教师、本地及全国范围的会议上分享这个教学模式，分享教师实施以脑为导向的教学实践的经验时，我了解到从学前到高中这个模式是如何影响着教学实践的；我非常开心成为学习者。就像本书中的专家教师们所展示的那样，这个模式可以以多种形式来体现。Clare 和

Suzanne 描述了当教师以一个新视角教一个学习单元时，可以如何改变传统教学。简言之，当教师理解了来自神经科学和认知科学的研究能够为高效教学提供信息和指导时，我知道他们所具备的力量。

学校中的以脑为导向的教学：开始

虽然没有单一实施 BTT 模式的方法，但我将提供一些已经成功的方法，重点强调领导支持和合作规划的重要性。

教学领导和支持

学校的领导——校长、院长——必须熟知教学项目和进程，不仅支持而且引导它的实施。这等于要与所有利益相关者沟通关于这个或其他项目将如何推进学校的愿景和使命。从学习领导者角度有效实施 BTT 模式的一个方法是，将其准则嵌入到对学校氛围、教学计划、教学实践和评估的广泛预期中。该模式设定的目标可以成为学校年度目标或远景规划的一部分——创建一个成功的学校，既在测试中成功达标，同时给学生提供一个全面的、具有挑战性的又趣味十足的教育经历。

课程选择和教学计划

教师教什么及如何怎样教，大部分取决于学校领导人，他们分配教师的职责，由此决定教师必须怎样来安排他们的教学计划时间。BTT 模式给学校领导者的强烈建议是，促使教师经常参与协同规划。小学教师设计教学单元时，那些教授相同年级的在其他教室的老师们可以受益于这些共享的想法和材料。另外，与其他年级的教师合作有助于协调教学内容和支架活动来帮助学生习得日益复杂的概念和技能。比如，教二年级的教师可以获益于协同规划，不管是同学科部门还是有各科老师参加的跨学科规划小组。同时，鉴于艺术整合教育是该模式的一个核心部分，校内的艺术教育者和一些来自社团的艺术家的参与都是非常有用的。

如脑－目标 3 那章中所述，写作学习单元的方法既是综合性的又是分析性的。也就是说，学习单元的设计始于选择将被讲授的标准、学科内容、技能和概念，通过视觉表征将各单元里的部分图式连结起来。此时，通过多种形式的呈现（尤其通过艺术整合教育），具体的学习目标和活动才能促进创造性问题解决，并提供多种评估成绩的途径。

虽然在早期阶段"预先"写下整个单元比每天做计划要耗费更多的时间，但经过深思熟虑的学习单元计划最终会让老师和学生同样获益。除了让教师与学生在单元课的教学上获益，预先书写和计划促使教师们头脑风暴和共享成果，这将有助于形成部门间高度合作的氛围。此外，那些常被视作"专题教师"的教师们（如视觉表现艺术，体育教学，科技和外语）在学校承载新角色；他们的专业知识能帮助学科教师们设计创新的学习任务。

来自专家教师

用 BTT 模式支持新教师

作为一个资深教师，我喜欢用 BTT 来设计跨学科教学单元。通常，我将我之前教过的知识单元一并放到一个统一的整体中，创造出更高效的教学和学习。既然我现在处于一个教师支持者的位置，我一直在想我的教学单元如果由另一个老师来实施能有多高效呢？在我的两位同事实施我所规划的一个名为"守梦人"的社会研究／语言艺术单元课时，我得到了答案。这两位教师都是刚开始教一年级学生，平时他们采用传统教学课程。我在介绍这个 BTT 教学单元时使用了 6 个目标来展示 BTT 的作用。

我们讨论了采用 Langston Hughes[1] 的诗《守梦人》来连结情感的重要性，以及如何支持学生通过这篇伟大的儿童文学作品来了解奴隶制。教师们已经准备了舒适的教室环境，其中配备了大声阅读的空间、图书展示区、艺术中心，以及允许学生自由探索梦想主题的安全感。

---

[1] James Mercer Langston Hughes（1902—1967），美国诗人，社会活动家、小说家、剧作家、专栏作家。——译者注

很快教室和走廊都充满了学生们的艺术作品，展示着书本里的任务和他们自己梦想的构思。**概念图**（基于那首诗）让教师采用相同的分析角度看每个作品时能够迅速地理解其框架，也使他们能够为学生建立脚手架来帮助学生理解更高水平的概念，如自由，冒险，忏悔，以及同情，这些是许多有经验的教师都无法使年轻人做到的。因为有一个单元要教学生**技能、学科内容和概念**，我便看到每位教师采用创造性的活动来使学生能够理解。单元的这部分有一个大声阅读书目和相关活动的"菜单"。这种形式给教师提供机会来激发学生的创造力和扩展个体兴趣。比如，在读完 Henry 的《自由盒子》后，一位教师让学生制作一个双面画来展示 Henry 是如何逃跑的，如果主角是他们，他们将如何逃离。答案很宽泛，包括从非常具体的想法如爬出窗子，到非常抽象的想法，如通过爬梯子来抓住 Harriet 阿姨的空中轻轨！**扩展和应用知识**充分表现在小组海报广告上——地下轻轨，从而有了连结每个学生的机会，将他们所学到的知识应用到他们自己的梦想和真实世界中。

这两个第一年教学的教师非常吃惊地看到他们的一年级学生在讨论、写作和艺术作品中展示出来的理解的深度。他们希望每个教学单元都能让他们看到这样一个参与水平。我还发现他们采用一些之前不曾用过的方法来激发和连结他们的学生。采用这种 BTT 单元教学法也使教师开始发现他们的学生达到的水平是以往传统教学中很难看到的。对我很有启发的是采用这个模式作为一个支持框架，可以使新教师成为提升孩子创造性和严谨学习的专家教师。

Catherine Gearhart
教学指导专家

一步到位还是循序渐进

学校领导者必须决定是否在校内广泛采用这个模式，或者是发展一个支持性小组来设计和展示教学单元给其他同行分享，最终的目标是让所有教师采用这个模式。这两种方法都能奏效，取决于学校的情况和需求。当这个模式仍处在早期发展阶段时，我作为一个学校校长采取了后者。在用这个模式训练教师后，我加速促成了好几个组的教师来合作规划和实施跨学科单元教学。这些教师做了关于该教学模式的效果及其在学习目标上取得整体成功的调查，然后他们准备了一个 PPT 在专业发展会议和部门会议上展示。在这一学年中，越来越多的教师参与到这个过程中，我发现他们很享受互相学习。很多教师在听到他们的学生热情地分享另一个班级采用 BTT 模式开展的活动时，他们都跃跃欲试。

当教师们对 BTT 模式更熟悉后，我让他们对每个教学目标的教学实践做思考。"评价你的脑－目标"的图表（如下）为教师提供了一个简便的方法来确定提升教学实践的努力方向。比如，一个表示需要改进脑－目标 2（外在环境）的教师可能会与另一个在此领域特别熟练的同事结对工作。

评价你的脑－目标

我拥有这些目标：

因为我：

在这些目标上我做得挺好的：

但是我期望在这些方面变得更好：

我想要在这些目标方面的训练：

因为我想提升我的实践，通过……

实施以脑为导向的教学模式的学校是怎样的？

全校都采用这个模式将获得明显的回馈。以下，我理出一些从每个脑 – 目标角度来看实施成功的指标。

脑 – 目标 1——学习的情绪氛围

- 成人——包括教师、后勤人员和领导——与学生之间的对话展现出相互尊重。
- 随时表扬针对某种行为的努力。
- 当学生进入教室时，教师在门口与他们打招呼。教师叫出每个学生的名字，与他们进行愉快的对话。
- 课堂常规是明确且公平实施的规则，关注尊重和消除任何形式的欺凌。
- 各类仪式都是令人愉快的，目的是激发和调动学生的参与。
- 整个学校和每节课上随处可见称赞。
- 每个孩子都能在校园内和课堂上得到成人的关心。
- 校园和课堂上随处可见多元主题。
- 每个学习单元都包括一些培养个人情感与学科内容连结的活动。
- 学生有权选择学习活动和评估活动。
- 为了营造一个让人放松的环境，常常在恰当的时候使用幽默。

脑 – 目标 2——物理环境

- 学校大厅、会议室和教室整洁有序。
- 教室陈列反映了当前的学习单元，展示的是学生们的作品而非商品。
- 整个校园的所有教室有最佳的灯光和声音。
- 座位安排灵活，留出活动空间。
- 合适的时候教室里放着轻音乐，充满适意的芳香。
- 有可安静思考的时间。

脑 – 目标 3——设计学习体验

- 课程计划中有学科内容标准；范围是多学科的；每个年级的课程计划在重要的学科内容、技能和概念方面逐步推进。
- 学生的学习目标明确。
- 概念图和其他视觉图示随处可见。
- 年级内部及年级之间的协同规划是每周的常规安排之一。
- 有持续的专业发展、辅导和训练来支持课程和教育决策。
- 学习目标和活动对家长和社区也是开放的，开放途径多样化，包括概念图示。
- 教师在一个专业的图书馆分享学习单元。

脑 – 目标 4——教授掌握内容、技能和概念

- 具体的活动提供了许多经历来强化学习。
- 视觉艺术和行为艺术在教学活动中随处可见。
- 活动反映出需要改进的地方，也可以从中发现出色的学生。
- 教室内和走廊上的学生作品展示了艺术项目的成果，反映了学生对内容的掌握。
- 标准评估和其他测试项目记录了学生对学科内容、技能和概念的掌握。
- 学习活动建立在先验知识上。
- 家庭作业和户外活动强化学习目标。

脑 – 目标 5——教授知识的扩展和应用：教育中的创造力和创新性

- 在课堂讨论、课堂活动和项目中鼓励学生发散思维。
- 课堂活动和学习项目中可见到批判性思维和问题解决的活动。
- 将学科内容应用到真实世界的活动会纳入每个学习单元。
- 通过新项目、作业和操作性任务，学生有各种拓展知识和展示创造性思维的机会。

脑 – 目标6——评估学习

● 整个课程中都有对学习目标的评估。

● 学生们常有主动提取信息的机会。

● 及时对学生的表现给予反馈，并提前通知他们何时会有反馈。

● 给学生们提供支架式反馈，让他们能自己获得正确答案。

● 给学生建立档案，描述他们的学习成就。

● 间隔进行的评估促使学生对学科内容的常规回顾。

● 自由地使用整体性量规和分析性量规来评估学习。

教师教育项目中的以脑为导向的教学模式：
来自教师教育专家的例子

在本书中，我已致力于将 BTT 模式在小学和中学实施。得知这个模式也可以被整合到更高等的教师教育培养项目中，我开始对约翰·霍普金斯大学教育学院的一位同事 Gordon Porterfield 的故事很好奇。他跟我分享了在他的班级中使用这个模式的事。这里我将之分享给你们。

在 BTT 模式建立初期，Gordon 在一所高中教戏剧。现在作为约翰·霍普金斯大学的一名助教，Gordon 开发了一个创新的适合一、二年级教师（他们都在巴尔的摩市公立学校教书）的研究生课程——"教师就像思想家和作家一样"——这个课程采用各种 BTT 方法来提升创新性教学和学习。他把自己的班级作为艺术活动和知识应用的示范，这样教师就能发现这些方法之间的连结存在于各个年级、各个学科领域内。Gordon 大力提倡给城里孩子教戏剧。他认为，所有学生都能懂戏剧，不管是否有戏剧经验，任何老师都可以用戏剧方法来使学生进行有意义的学习。Gordon 认为教师时常对知识非常了解但是却期望得到具体的建议来激发学生的动机，很多学生看起来对传统的教学方法和策略无动于衷。他认为，戏剧就像玩耍，可以作为一个强大的刺激工具用来吸引学生的参与。在思考如何在他的研究生班级使用 BTT 原则时，一天夜里他梦到一个新的班级活动，上学期他首次采用了这个活动。

"同学们，"他对他班上的教师说，好像他们是中学生一样，"我将让你们选择本周的作业。你们可以写一篇教育期刊的文章概述，期刊由我指定，也可以记住一首 8 行诗，也是我指定的，并在课上逐字朗诵。你们选哪个？"

他的研究生学生早已做过比分享期刊文字评述更多的工作，因而选择了记住和诵读一首诗。于是 Gordon 给他们班每个学生一首不同的八行诗（众所周知 Emily Dickinson[①] 的诗晦涩难懂），要求他们记住诗并为下节课的朗诵做好准备。

Gordon 很惊讶，他发现尽管给他们 7 天的学习时间，还是有很多学生没有准备好背诵。他记得，之前他布置期刊文章任务时，班上的每一位同学无一例外地都交作业了。而这次，那些说准备好背诵的同学显然局促不安，比较困难地将单词说出口，几乎未注意到诗歌的含义。那些没有做好背诵准备的学生有很多的理由："太难了"；"我搞不懂某些词的意思"；"我好累"；"我还有很多别的要做"。Gordon 被他们的理由震惊了，因为他知道，他们可能花好几个小时在期刊文章上并能准时交上作业，但他们却被记住和背诵一首八行诗给吓住了。

这个活动引发了一场生动又富有成效的讨论，讨论的内容包括记忆过程中大脑的运作，记忆自身的价值，间隔学习的价值，这首诗所需的深入思考，以及他们脑海中延伸想象的在同学面前背诵一首诗的挑战。在第二节课的最后，当每位同学最终完成背诵任务时，Gordon 让每个同学以匿名的方式来评估这项活动在教师教育课上的应用价值。他以为结果很糟糕，但实际收到的正面反馈让他很惊喜。每位教师都觉得这个活动体验是一个特别有价值的方式，让他们从传统教学方法中跳出来，让他们更好地理解在他们自己的课堂上学生们的需求。很多人说把他们从舒适地带中赶出来使得他们明白自己的学生是如何感受学习环境的。他们举了些例子，比如，他们可能会如何利用艺术，尤其是戏剧，来促进自己的学生们对学科内容更深入的参与。

---

① Emliy Dickinson（1830—1886），19 世纪美国女诗人，是美国文学史上最负盛名的女诗人，英美现代派诗歌的先驱。——译者注

当 Gordon 和我谈论这个活动与 BTT 模式之间连结的意义时，他的最后评论是，"学生肯定从这次作业中得到很多教育启示，Emily 会很欣慰的"。我也很开心。这么一个简单的活动和学生们对它的反应，让我确信：采用来自神经科学和认知科学的相关研究，能极大地影响任何层次的教育者们如何采用教学方法。有关学生如何思考和学习的研究越来越多，21 世纪成功的学校应当反映出这些来自学习科学的研究。

我希望本书中和 BTT 模式框架中所展现的研究和实际应用能启发教育者们思考如何才能学习得最好，让所有的提供给孩子和成人的教学活动最终激发深入的、吸引人的、有趣的和可持续的学习。

最后致 Dickinson 女士：

思维广于天空，
因为，把它们放在一起，
一个包容另一个，
轻易地，将你也包容。

思维深于大海，
因为，握住它们，蓝色到蓝色，
一个吸收另一个，
如海绵，如水桶，

思维与上帝同样重要，
因为，举起它们，分量一样
它们也是不同的，如果它们不同，
就如声音与音节般的不同。

附录一

以脑为导向的教学模式与认知分类系统、教学标准和学习框架的对应关系

我们已经介绍了以脑为导向的教学，有些教师可能已经意识到这个模式的部分内容已经融入到他们的日常教学实践当中，他们可能还发现这一模式与学校或当地学区采用的类似的教学项目和实践有对应关系。事实上，BTT 模式可以对应于一般的思维技能和教学框架，比如教师在培训课程中已经学习过的学习维度理论（Marzano, 1992）。另外，此模式的指导性框架和许多（如果不是大部分）学校可能采用的项目兼容，从整个学校层面的行为干预模式到组织框架，比如通用学习设计（Rose & Meyer, 2002）。在接下来的段落，我们将检视三套思维技能体系或称认知分类系统，及三种教学标准或者学习框架。我还要阐明这些系统的原则和框架是如何与 BTT 的原理和内容相对应的。

认知分类系统

认知分类系统是一种框架，提供思维加工的一种层级关系，包括从知识获得的基本形式到更加复杂的高阶思维。这里，我们回顾三种普遍的框架——布卢姆分类系统、学习维度和知识深度。

布卢姆分类系统

50 多年前，Benjamin Bloom 和 David Krathwohl（1956）在认知学习领域中把教学目标分成六大层次，从简单到复杂的思维形式。六个层次及定义如下：

- **知识**，基本就是回忆、贴标签或定义信息。
- **理解**，包括了解、重述和总结。
- **应用**，将所学变成一种能力，用于解决问题。
- **分析**，能够就问题的各部分，进行逻辑的推理和演绎。
- **综合**，将各部分或各种想法以新的方式重组。
- **评估**，对认识偏差及观点进行评判和检查。

最近，Anderson 和 Krathwhol（2001）推出了布卢姆分类系统的更新版本，在新版中，框架的组织围绕着两个维度展开，**知识**和**认知加工**。知识是指学生必须熟练掌握的信息，比如事实、课程内容和概念。认知加工是一种思维技能等级，与最初的分类相似，属于高级阶段的创造性的认知活动。

学习维度

与布卢姆分类系统相似，学习维度（Marzano, 1992）通过"脑在学习中如何运作"来定义学习过程。如下所示：

- **态度和感知**与优化课堂环境相关。
- **获取和整合知识**包括陈述性知识和程序性知识。
- **扩展和精炼知识**包括思维技能，如分类，归纳与演绎推理，错误分析和洞察力。
- **有意义地使用知识**涉及的技能，比如问题解决、决策和探究。
- **思维习惯**鼓励学习者使用元认知策略。

知识深度

最后，与知识深度关联的教学法（Webb, 2002）定义了四个层次的思维，如下所示：

- **回忆和再现**：知识、技能和概念。
- **获得技能和概念**：意义建构。
- **策略思维**：运用已习得的知识解决问题。
- **扩展思维**：在所获得的信息之外应用知识。

与以脑为导向的教学模式的融合

我们能清楚地看出以上描述的三种模式的相似之处，以及它们与 BTT 的一致性。就像 BTT 一样，三种认知分类首先聚焦于知识的获得，然后是创造性地解决问题以达到应用知识的目的。建立在这些分类系统之上，BTT 提供了一种启发式的方法、更易于实现的有效教学模式。换句话说，BTT 模式吸收来自神经和认知科学的研究、思维分类和以研究为基础的最佳实践，将理论思想转化为课堂教学和学习。

教学标准和教学框架

除了认知分类系统，BTT 模式还与一般的教学标准和教学框架相关联。以下我简要地回顾一下一般应用于教师培训课程中的教学标准：州际教师评估和支持联盟（InTASC）标准以及另外两个教与学的一般框架。接下来我将阐明每一种是如何与 BTT 相一致的。

州际教师评估和支持联盟标准

州际教师评估和支持联盟标准是由首席州学校官员理事会（CCSSO，2010）制定的，用来指导有效教学。在 1992 年，CCSSO 形成 10 个模式标准来考核新任教师的教学资质及发展。在 2010 年，这些标准不断更新，以适应现代的教学内容，现在这些标准可以应用于教师生涯的任何阶段。新模式的教学核心标准关注知识、性格和教学方面的表现，建立在以下四个主题之上：**学习者与学习、内容、指导性的实践和专业责任感**。第一个分类标准，**学习者与学习**，强调的重点是了解人类的发展以及个体学习差异，创造一种积极的学习环境以激发学生的主动参与、合作和自我激励。**内容**标准强调教师的能力，主要是主题选择和连接概念的能力以及在现实生活事件中应用这些连接和概念的能力。**指导性的实践**，该标准聚焦于使用不同的指导和评估实践。最后，**专业责任感**的标准，强调协作和持续的追求专业成长的重要性。

教学框架

教学框架（Danielson, 1996）是基于教与学的建构主义观点的一套教育内容。这种观点假设学习的发生需要学习者的经验和思想之间的相互作用，结果就是，学习是建立在学习者以前掌握的知识基础之上的。与InTASC 标准相一致，教学框架的内容按照相似的方面分类，比如计划和准备、课堂气氛、授课和专业责任感。计划和准备包括内容、来源和教学法以及关于学习者的信息等。它强调的能力是设定清晰的指导目标、设计连贯的课程和执行适当的评估。课堂气氛关注的是舒适的物理环境和积极的情绪氛围，提供一种学习的文化氛围。授课注重教学内容呈现的清晰度和灵活性、学习中学生的参与度和适当的反馈。最后，专业的责任感是指持续性的专业成长，对学校团体的贡献及对教学与学生学习的思考。

学习的通用性设计（UDL）

学习的通用性设计（Rose & Meyer, 2002）提供了这样一种框架结构，即强调学习者的个体差异，满足因材施教的需要。它帮助教师们通过精心地明确目标、个性化的方法、材料和评估，适应每一位独特的学习者的需要而展开授课。基于通用性设计框架，UDL 通过内置的灵活性和更好的对信息和学习的掌握，强调可用性和可获取性。UDL 建立在三个原则或者学习网络的理念之上，而它们每一个都有多重和灵活的方法来支持。首先，**识别**，或者说学"什么"，可以通过多种灵活的方法呈现。第二个原则包括学习网络**策略**，或者说是"如何"学，可以通过多种灵活的方式表达和学习。最后，第三个原则基于**情感学习网络**，或者说是

"为什么"学，可以通过多种灵活的方式参与、投入。该设计的创建者认为，为每一种学习网络在多种方法中做出选择是以神经科学研究为基础的。

学习的通用性设计的三个原则同样也包含在以脑为导向的教学模式之中。比如，当 UDL 提倡使用多种促进参与的方法，脑目标 –4 也指出使用不同的方式呈现学习内容是非常必要的，同时脑目标 –1 也提到在课堂中，每一位学生的情绪至关重要，要关注他们是否做好学习的准备。下面的表格所列举的内容，集中体现了以脑为导向的教学、InTASC 原则和教学框架三者之间潜在的不明显的一致性。

InTASC 原则	教学框架	以脑为导向的教学
使内容有意义	展示内容和教育学知识	BT3：具有概念图和连结的学习设计
内容的创新性应用		BT5：知识的应用
儿童发展和学习理论	学生的信息	BT1：创建温暖的情感氛围
学习者的发展		BT2：创建学习的支持性的物理环境
学习风格 / 学习者差异多样性	创建学习的文化 促进学生学习 展示灵活性和反馈	BT1：创建温暖的情感氛围 BT2：创建学习的支持性的物理环境
指导性策略 /问题解决	授课 设计连贯的授课	BT3：具有概念图和连结的学习设计 BT4：重复；除了工作表还使用艺术使内容变得鲜活 BT5：知识的应用
动机和行为学习氛围	管理班级流程 管理学生行为	BT1：创建温暖的情感氛围 BT2：创建学习的支持性的物理环境
交流 / 知识	与学生交流 使用提问和讨论技巧	BT4：重复；除了工作表还使用艺术使内容变得鲜活

续表

InTASC 原则	教学框架	以脑为导向的教学
授课计划	计划和准备 设定授课的结果 说明知识的来源 课堂氛围 管理物理空间	BT2：创建学习的支持性的物理环境 BT3：具有概念图和连结的学习设计
评估	设计学生评估 保持准确的记录 在授课中使用评估	BT5：在现实生活中应用知识 BT6：通过艺术形式、戏剧实施创造性的评估
反思和专业成长	专业责任感 教学反思 参加一个专业团体 专业性的成长与发展 表现出专业化	BT1—6：由教育和神经认知科学指导的教学实践 BT3 和 4：设计学习单元，促进教师和艺术教育工作者的跨学科协作
人际关系，协作	建立尊重、和谐的氛围 与家庭沟通	BT1：创建温暖的情感氛围

附录二
以脑为导向的教学模式检查清单

以脑为导向的教学模式检查清单是为了帮助教育者成功实施以脑为导向教学模式而设计的工具。它可以作为自我评估和指导的指示标，而不是一套刻板的评估系统。这个清单通过提供有效教学应包含的指标来为 6 个脑目标提供简要说明。当然，并不是每节课都能看到每个指标，而有些指标与多个脑目标相关。应当将这个清单视作同行间、同行与管理者之间指导和支持的沟通工具。

脑－目标 1：为学习营造情绪氛围	
肯定性的言语	
策略	**观察（实际）**
教师表扬学生的积极行为	
教师对学生的具体行为进行表扬	
教师用直接明了的方式与学生交流，而非含蓄的语言	
备注：	
可预期性	
策略	**观察（实际）**
课堂规则清晰可见	
庆贺特别的事件、目标或成功	
备注：	

续表

情绪以及与学校的情感连结	
策略	观察（实际）
学生们的情绪情感被重视	
积极的师生交流联系	
稳定、一致的课堂期待	
让所有的学生都融入课堂中	
教学活动有实质的内容，严谨、有趣、有特点、有意义	
一起合作的伙伴都有均等机会	
将有关学生的正面信息传达到他们家庭中	
教师为学生的学习提供一个支持的环境	
教师展现出温暖和善意	
课堂交流中充满幽默诙谐	
备注：	

学生的控制和选择	
策略	观察（实际）
课堂上会用到活动中心	
教师为学生提供既定的阅读材料，允许他们从中选取	
学生们可选择某种方式来描述他们对于学习内容的理解	
伴随传统的标准化测评，还有真实性评价、参与艺术活动，或批判性思考	
与课程目标相关的活动	
备注：	

反思和正念	
策略	观察（实际）
教师专注于正面的交互活动	
给予学生沉静思考的机会	
备注：	

脑－目标2：为学习创造物理环境	
注意与新异性	
策略	**观察（实际）**
避免房间杂乱无章	
海报与班级作品能反映学生当前的学习内容	
根据课程安排合适的课桌形式，如小组式、大圆环式、剧场式等	
打开百叶窗，让自然光线最优化	
在需要的时候，打开电灯增加亮度	
备注：	
声音／气味	
策略	**观察（实际）**
用背景音乐（古典音乐、风铃或自然声音）来制造放松的环境	
课堂上安排学生静思的时间	
教室里空气清新：橙子、香草和薰衣草有助于缓解焦虑	
备注：	
运动效应	
策略	**观察（实际）**
在适当的时候学生们能够自由活动	
教室内设有各种活动中心，如阅读中心、数学中心	
有瑜伽、伸展或创新性的放松活动	
备注：	

续表

脑－目标3：设计学习体验——建立"全局观"	
策略	观察（实际）
采用各种图形表现形式来向学生展示单元的整体结构	
用适当的策略与学生交流课程或学习单元内的基本概念、内容或技能	
确立学习目标，并用恰当的策略与学生交流	
学生活动包括多种感官形式，促进其长时记忆	
学习活动有的放矢，且与学习目标相关；学生能识别活动与学习目标间的联系	
明确说明所需的测评，如标准测试、阶段考核、单元测试等	
明确说明作业的评分标准	
备注：	

脑－目标4：教授掌握内容、技能和概念	
策略	观察（实际）
将情感连结融入课堂中	
开展的活动呼应前面学习过的知识	
教师采用全局观开始课程的学习	
教师让学生对信息进行重复地回想	
教师给予学生练习间的空隙时间，以促进其长时记忆	
学生的学习任务多样化，从而保持新异性并抓住学生的注意	
信息被分解为小的与整体关联的组块	
教师展示那些能帮助学生记住模式、规则或词表的记忆术	
教师对课本或课堂中呈现的知识信息进行总结	
通过使用视觉艺术、音乐和运动来培养学生的创造性	

续表

教师允许学生们做选择	
课程教学中融入科技	
备注：	

脑 – 目标 5：教授知识的扩展和应用——创造力和创新性	
策略	观察（实际）
学生掌握知识，并以传统或非传统的方式来描述他们的掌握情况 *	
教师鼓励学生通过活动扩展所学知识，采用那些课本或教师讲授之外的创新方法来应用知识	
利用实践活动开展学习	
采用开放性问题，接受多种创新性的回答	
教师提供机会让学生采用创新方式来解释概念	
教师鼓励发散思维，从而促进学生的创造性行为	
备注：	
* 以下为脑 – 目标 5 相关的一些活动样例	
做问卷调查	
通过设计一项需要跨学科思考的任务来进行基于问题的学习	
产生多种方案来解决一个问题	
设计实验来检验项目学习中提出的假设	
分析历史人物或文学作品中的人物的观点	
开展涉及多门艺术领域的项目	
将一个问题的非常规元素联系起来，从而产生一个创新性的答案	
采用比喻和类比的方式来解释概念	

续表

讨论开放性问题来探测假设、说明或结果	
多角度来重述一个问题	
采用视觉表征方式，以图解展示问题解决方案	
采用故事或叙述方式来解释概念	
在班级和在一个更广的学习环境内采用小组合作式的学习活动	

脑－目标6：评估学习	
反馈	
策略	**观察（实际）**
教师对学生的表现给予及时、频繁、相关的反馈	
教师提供纠正式的反馈，解释为何学生的回答是正确或不正确的	
反馈是支架式的，如教师提示一些线索，让学生能够自己摸索出答案	
学生持续进行任务直到成功完成	
教师持续地为学生提供有关他们表现的信息	
备注：	
对学习内容积极主动地提取	
策略	**观察（实际）**
教师为学生提供练习提取信息的机会	
学生自测	
学习知识、复习知识和测评之间有适当的时间间隔	
备注：	

续表

评估	
策略	观察（实际）
采用多种评估方式	
教师结合真实性表现评估	
在学生完成活动前，给予其量规说明	
评估包含口头和书面回答	
采用学生和教师档案袋	
评估涉及多感官形式	
备注：	

参考文献

Alexander, C., Ishikawa, S., Silverstein, M., Jacobson, M., Fiksdahl-King, I., & Angel, S. (1977). *A pattern language.* New York, NY: Oxford Press.

Amsterlaw, J., Lagattuta, K. H., & Meltzoff, A. N. (2009). Young children's reasoning about the effects of emotional and physiological states on academic performance. *Child Development, 80*(1), 115–133.

Anderson, J., & Reder, L. (1979). An elaborative processing explanation of depth of processing. In S. A. Cermak (Ed.), *Level of processing in human memory* (pp. 385–403). Hillsdale, NJ: Lawrence Erlbaum.

Anderson, L. W., & Krathwohl, D. R. (2001). *A taxonomy of learning, teaching, and assessing: A revision of Bloom's taxonomy of educational objectives.* New York, NY: Longman.

Andreasen, N. (2005). *The creating brain: The neuroscience of genius.* New York, NY: Dana Press.

Ariga, A., & Lleras, A. (2011). Brief and rare mental "breaks" keep you focused: Deactivation and reactivation of task goals preempt vigilance decrements. *Cognition, 118*(3), 439–443.

Ashby, C. M. (2009). *No child left behind act: Enhancements in the department of education's review process could improve state academic assessments. Report to the chairman, committee on health, education, labor, and pensions, U.S. senate. GAO-09-911.* Washington, DC: US Government Accountability Office.

Auble, P., & Franks, J. (1978). The effects of effort toward comprehension on recall. *Memory & Cognition, 6*(1), 20–25.

Ausubel, D. P. (1960). The use of advance organizers in the learning and retention of meaningful verbal material. *Journal of Educational Psychology, 51*(5), 267–272.

Baddeley, A., & Hitch, G. (1974). Working memory. *The psychology of learning and motivation* (pp. 47–89). New York, NY: Academic Press.

Barker, S., Grayhem, P., Koon, J., Perkins, J., Whalen, A., & Raudenbush, B. (2003). Improved performance on clerical tasks associated with administration of peppermint odor. *Percept Motor Skill, 97*(3), 1007–1010.

Bartlett, F. C. (1932). *Remembering: A study in experimental and social psychology.* New York, NY: Cambridge University Press.

Beghetto, R. A. (2006). Creative justice? The relationship between prospective teachers' prior schooling experiences and perceived importance of promoting student creativity. *Journal of Creative Behavior, 40*(3), 149–162.

Berkowitz, A. L., & Ansari, D. (2010). Expertise-related deactivation of the right temporoparietal junction during musical improvisation. *NeuroImage, 49*(1), 712–719.

Bertucci, P. (2006). *A mixed-method study of a brain-compatible education program of grades K–5 in a Mid-Atlantic inner-city public elementary/middle school.* Unpublished doctoral dissertation, Johnson & Wales University, Providence, RI.

Biegel, G. M., Brown, K. W., Shapiro, S. L., & Schubert, C. M. (2009). Mindfulness-based stress reduction for the treatment of adolescent psychiatric outpatients: A randomized clinical trial. *Journal of Consulting and Clinical Psychology, 77*(5), 855–866.

Bloom, B. S., & Krathwohl, D. R. (Eds.). (1956). *Taxonomy of educational objectives: The classification of educational goals. Handbook I: Cognitive domain.* New York, NY: Longman.

Bookheimer, S. (2002). Functional MRI of language: New approaches to understanding the cortical organization of semantic processing. *Annual Review of Neuroscience, 25*(1), 151.

Boon, R., Burke, M., Fore, C., & Spencer, V. (2006). The impact of cognitive organizers and technology-based practices on student success in secondary social studies classrooms. *Journal of Special Education Technology, 21*(1), 5–15.

Bowden, E. M., & Jung-Beeman, M. (2007). Methods for investigating the neural components of insight. *Methods, 42*(1), 87–99.

Bradley, R. H., Corwyn, R. F., Pipes McAdoo, H., & García Coll, C. (2001). The home environments of children in the United States part I: Variations by age, ethnicity, and poverty status. *Child Development, 72*(6), 1844–1867.

Bransford, J. B. (2000). *How people learn: Brain, mind, experience and school.* Washington, DC: National Academy Press.

Bronson, P., & Merryman, A. (2010, July 19). The creativity crisis. *Newsweek,* 44–50.

Brophy, D. R. (2006). A comparison of individual and group efforts to creatively solve contrasting types of problems. *Creativity Research Journal, 18*(3), 293–315.

Brookhart, S. M. (2010). *How to assess higher-order thinking skills in your classroom.* Alexandria, VA: Association for Supervision and Curriculum Development.

Brown, P. (2007). *In the classroom, a new focus on quieting the mind.* Retrieved from http://www.nytimes.com/2007/06/16/us/16mindful.html.

Bruner, J. S. (1965). The growth of mind. *American Psychologist, 20*(12), 1007–1017.

Bull, K. S., Montgomery, D., & Baloche, L. (1995). Teaching creativity at the college level: A synthesis of curricular components perceived as important by instructors. *Creativity Research Journal, 8*(1), 83.

Burke, C. (2010). Mindfulness-based approaches with children and adolescents: A preliminary review of current research in an emergent field. *Journal of Children Families and Students, 19*, 133–144.

Byrne, C. L., Shipman, A. S., & Mumford, M. D. (2010). The effects of forecasting on creative problem-solving: An experimental study. *Creativity Research Journal, 22*(2), 119–138.

Byrnes, J. P. (2008). *Cognitive development and learning in instructional contexts.* Boston, MA: Pearson.

Cahill, L., & McGaugh, J. L. (1995). A novel demonstration of enhanced memory associated with emotional arousal. *Consciousness and Cognition, 4*(4), 410–421.

Cadwell, L. (1997). *Bringing Reggio Emilia home: An innovative approach to early childhood education.* New York, NY: Teachers College Press.

Cadwell, L.B. (2003). Bringing learning to life: The Reggio approach to early childhood education. New York, NY: Teachers College Press.

Campbell, D. (1997). *The Mozart effect: Tapping the power of music to heal the body, strengthen the mind, and unlock the creative spirit.* New York, NY: Avon books.

Carr, S. C. (2002). Assessing learning processes: Useful information for teachers and students. *Intervention in School and Clinic, 37*(3), 156–162.

Castellanos, F. X., Lee, P. P., Sharp, W., Jeffries, N. O., Greenstein, D. K., Clasen, L. S., ... Rapoport, J.L. (2002). Developmental trajectories of brain volume abnormalities in children and adolescents with Attention-Deficit/Hyperactivity Disorder. *JAMA: The Journal of the American Medical Association, 288*(14), 1740–1748.

Catterall, J. (2002). The arts and the transfer of learning. In R. Deasy (Ed.), *Critical links: Learning in the arts and student academic and social development* (pp. 151–157). Washington, DC: Arts Education Partnership.

Catterall, J. S. (2009). *Doing well and doing good by doing art.* Los Angeles, CA: Imagination Group.

CCSSO's Interstate Teacher Assessment and Support Consortium (InTASC). (2010). Model Core Teaching Standards: A resource for state dialogue (Draft for Public Comment). Retrieved from http://www.ccsso.org/resources/programs/interstate_teacher_assessment_consortium_(intasc).html.

Cepeda, N. J., Pashler, H., Vul, E., Wixted, J.T., & Rohrer, D. (2006). Distributed practice in verbal recall tasks: A review and quantitative synthesis. *Psychological Bulletin, 132*(3), 354–380.

Cepeda, N. J., Vul, E., Rohrer, D., Wixted, J. T., & Pashler, H. (2008). Spacing effects in learning: A temporal ridgeline of optimal retention. *Psychological Science, 19*(11), 1095–1102.

Champagne, D. L., Bagot, R. C., van Hasselt, F., Ramakers, G., Meaney, M. J., de Kloet, E. R., et al. (2008). Maternal care and hippocampal plasticity: Evidence for experience-dependent structural plasticity, altered synaptic functioning, and differential responsiveness to glucocorticoids and stress. *The Journal of Neuroscience, 28*(23), 6037–6045.

Chase, W., & Ericsson, K. (1981). Skilled memory. In J. R. Anderson (Ed.), *Cognitive skills and their acquisition* (pp. 277–293). Hillsdale, NJ: Lawrence Erlbaum.

Chávez-Eakle, R. A., Graff-Guerrero, A., García-Reyna, J., Vaugier, V., & Cruz-Fuentes, C. (2007). Cerebral blood flow associated with creative performance: A comparative study. *NeuroImage, 38*(3), 519–528.

Chiesi, H. L., Spilich, G. J., & Voss, J. F. (1979). Acquisition of domain-related information in relation to high and low domain knowledge. *Journal of Verbal Learning and Verbal Behavior, 18*(3), 257–273.

Chiou, C. (2008). The effect of concept mapping on students' learning achievements and interests. *Innovations in Education & Teaching International, 45*(4), 375–387.

Chudler, E. *Myths about the brain: 10% and counting.* Retrieved from http://brainconnection.positscience.com/topics/?main=fa/brain-myth.

Connell, J. P., Halpem-Felsher, B. L., Clifford, E., Crichlow, W., & Usinger, P. (1995). Hanging in there: Behavioral, psychological, and contextual factors affecting whether African American adolescents stay in high school. *Journal of Adolescent Research, 10*(1), 41–63.

Cowan, N. (2001). The magical number 4 in short-term memory: A reconsideration of mental storage capacity. *Behavioral and Brain Sciences, 24*(01), 87.

Craik, F. I. M., & Watkins, M. J. (1973). The role of rehearsal in short-term memory. *Journal of Verbal Learning and Verbal Behavior, 12*(6), 599–607.

Crawford, V. M., & Brophy, S. (2006). *Adaptive expertise: Theory, methods, findings, and emerging issues.* Retrieved from http://ctl.sri.com/publications/downloads/AESymposiumReportOct06.pdf.

Croninger, R. G., & Lee, V. E. (2001). Social capital and dropping out of high school: Benefits to at-risk students of teachers' support and guidance. *Teachers College Record, 103*(4), 548–581.

Cropley, A. J. (2001). *Creativity in education & learning: A guide for teachers and educators.* London, UK: Kogan Page.

Csikszentmihalyi, M. (1996). *Creativity: Flow and the psychology of discovery and invention.* New York, NY: HarperCollins.

Dahl, R. E. (2004). Adolescent brain development: A period of vulnerabilities and opportunities. keynote address. *Annals of the New York Academy of Sciences, 1021*(1), 1–22.

Danielson, C. (1996). *Enhancing professional practice: A framework of teaching.* Alexandria, VA: Association for Supervision and Curriculum Development.

Dyment, J. E., & O'Connell T. S. (2010). The quality of reflection in student journals: A review of limiting and enabling factors. *Innovations in Higher Education, 35,* 233–244.

Deasy, R. J. (2002). *Critical links: Learning in the arts and student academic and social development* Washington, DC: Arts Education Partnership.

Defeyter, M. A., Russo, R., & McPartlin, P. L. (2009). The picture superiority effect in recognition memory: A developmental study using the response signal procedure. *Cognitive Development, 24*(3), 265–273.

DeHaan, R. L. (2009). Teaching creativity and inventive problem solving in science. *CBELife Sciences Education, 8*(3), 172–181.

Delpit, L. (1988). The silenced dialog: Power and pedagogy in educating other people's children. *Harvard Educational Review, 58*, 280–298.

Denckla, M. B. (1996). Biological correlates of learning and attention: What is relevant to learning disability and attention-deficit hyperactivity disorder? *Journal of Developmental and Behavioral Pediatrics, 17*(2), 114–119.

Diemand-Yauman, C., Oppenheimer, D. M., & Vaughan, E. B. (2011). Fortune favors the bold (and the italicized): Effects of disfluency on educational outcomes. *Cognition, 118*(1), 111–115.

Dietrich, A., & Kanso, R. (2010). A review of EEG, ERP, and neuroimaging studies of creativity and insight. *Psychological Bulletin, 136*(5), 822–848.

Droz, M., & Ellis, L. (1996). *Laughing while learning: Using humor in the classroom.* Longmont, CO: Sopris West.

Dubinsky, J. M. (2010). Neuroscience education for Prekindergarten–12 teachers. *The Journal of Neuroscience, 30*(24), 8057–8060.

Dugosh, K. L., Paulus, P. B., Roland, E. J., & Yang, H. (2000). Cognitive stimulation in brainstorming. *Journal of Personality and Social Psychology, 79*(5), 722–735.

Dweck, C. S. (2008). The perils and promises of praise. *Educational Leadership, 65*(2), 34.

Edwards, L., & Torcellini, P. (2002). *A literature review of the effects of natural light on building occupants.* Golden, CO: National Renewable Energy Laboratory.

Engelkamp, J., Zimmer, H., Mohr, G., & Sellen, O. (1994). Memory of self-performed tasks: Self-performing during recognition. *Memory & Cognition, 22*(1), 34–39.

Epple, G., & Herz, R. S. (1999). Ambient odors associated to failure influence cognitive performance in children. *Developmental Psychobiology, 35*(2), 103–107.

Farah, M. J., Betancourt, L., Shera, D. M., Savage, J. H., Giannetta, J. M., Brodsky, N. L., ... Hurt, H. (2008). Environmental stimulation, parental nurturance and cognitive development in humans. *Developmental Science, 11*(5), 793–801.

Fazio, L. K., Huelser, B. J., Johnson, A., & Marsh, E. J. (2010). Receiving right/wrong feedback: Consequences of learning. *Memory, 18*(3), 335–350.

Ferry, B., Roozendaal, B., & McGaugh, J. L. (1999). Role of norepinephrine in mediating stress hormone regulation of long-term memory storage: A critical involvement of the amygdala. *Biological Psychiatry, 46*(9), 1140–1152.

Field, T., Martinez, A., Nawrocki, T., Pickens, J., Fox, N. A., & Schanberg, S. (1998). Music shifts frontal EEG in depressed adolescents. *Adolescence, 33*, 109–116.

Field, T., Hernandez-Reif, M., Diego, M., Feijo, L., Vera, Y., & Gil, K. (2004). Massage therapy by parents improves early growth and development. *Infant Behavior and Development, 27*(4), 435–442.

Fink, A., Benedek, M., Grabner, R. H., Staudt, B., & Neubauer, A. C. (2007). Creativity meets neuroscience: Experimental tasks for the neuroscientific study of creative thinking. *Methods, 42*(1), 68–76.

Finn, B., & Metcalfe, J. (2010). Scaffolding feedback to maximize long-term error correction. *Memory & Cognition, 38*(7), 951–961.

Finn, J. D., & Rock, D. A. (1997). Academic success among students at risk for school failure. *Journal of Applied Psychology, 82*(2), 221–234.

Fischer, K. W., Goswami, U., Geake, J., & the Task Force on the Future of Educational Neuroscience. (2010). The future of educational neuroscience. *Mind, Brain, and Education, 4*(2), 68–80.

Fischer, K., Daniel, D., Immordino-Yang, H., Stern, E., Battro, A., & Koizumi, H. (2007). Why mind, brain, and education? Why now? *Mind, Brain, and Education, 1*, 1–2.

Fiske, E. B. (1999). *Champions of change: The impact of arts on learning.* Washington, DC: Council of Chief State School Officers.

Fredrickson, B. L. (1998). What good are positive emotions? *Review of General Psychology, 2*(3), 300–319.

Fredrickson, B. L., & Branigan, C. (2005). Positive emotions broaden the scope of attention and thought-action repertoires. *Cognition & Emotion, 19*(3), 313–332.

Fu, M., & Zuo, Y. (2011). Experience-dependent structural plasticity in the cortex. *Trends in Neurosciences, 34*(4), 177–187.

Gabriel, A. E. (1999). Brain-based learning: The scent of the trail. *The Clearing House, 72*(5), 288–290.

Gardner, H. (1983). *Frames of mind: The theory of multiple intelligences.* New York, NY: BasicBooks.

Gardner, H. (1993). *Multiple intelligences: The theory in practice.* New York, NY: BasicBooks.

Gazzaniga, M. (1998). *The mind's past.* Berkeley, CA: University of California Press.

Gazzaniga, M. (2008). *Learning, arts, and the brain: The Dana consortium report on arts and cognition.* New York; Washington, DC: Dana Press.

Gazzaniga, M. S., Ivry, R. B., & Mangun, G. R. (2009). *Cognitive neuroscience: The biology of the mind* (3rd ed.). New York, NY: Norton.

Giedd, J. N. (2009). Linking adolescent sleep, brain maturation, and behavior. *Journal of Adolescent Health, 45*(4), 319–320.

Giedd, J. (2010). The teen brain: Primed to learn, primed to take risks. *Cerebrum* (pp. 62–70). New York, NY: Dana Press.

Giles, M. (1990). Music and stress reduction in school children at risk for conduct disorders. *Applications of Research in Music Education, 8*(2), 11–13.

Goodenow, C. (1993). Classroom belonging among early adolescent students. *The Journal of Early Adolescence, 13*(1), 21–43.

Goswami, U. (2006). Neuroscience and education: From research to practice? *Nature Reviews. Neuroscience, 7*(5), 406–413.

Gould, E., Reeves, A. J., Fallah, M., Tanapat, P., Gross, C. G., & Fuchs, E. (1999). Hippocampal neurogenesis in adult old world primates. *Proceedings of the National Academy of Sciences, 96*(9), 5263–5267.

Grimshaw, G. M., Adelstein, A., Bryden, M. P., & MacKinnon, G. E. (1998). First-language acquisition in adolescence: Evidence for a critical period for verbal language development, *Brain and Language, 63*(2), 237–255.

Guerra, N. G., & Bradshaw, C. P. (2008). Linking the prevention of prob-lem behaviors and positive youth development: Core competencies for positive youth development and risk prevention. In N. G. Guerra & C. P. Bradshaw (Eds.), *Core competencies to prevent problem behaviors and promote positive youth development: New directions for child and adolescent development.*

Guggino, P. C., & Brint, S. (2010). Does the no child left behind act help or hinder K–12 education? *Policy Matters, 3*(3), 1–8.

Hamre, B. K., & Pianta, R. C. (2001). Early teacher–child relationships and the trajectory of children's school outcomes through eighth grade. *Child Development, 72*(2), 625.

Hardiman, M., & Denckla, M. (2010). The science of education: Informing teach-ing and learning through the brain sciences. In D. Gordon (Ed.) *Cerebrum* (pp. 3–11). New York, NY: Dana Press.

Hardiman, M. M. (2003). *Connecting brain research with effective teaching: The brain-targeted teaching model.* Lanham, MD: Rowman & Littlefield Education.

Hardiman, M. M. (2010). The creative-artistic brain. In D. Sousa (Ed.), *Mind, brain, and education: Neuroscience implications for the classroom* (pp. 226–246). Bloomington, IN: Solution Tree Press.

Hart, W., & Albarracín, D. (2009). The effects of chronic achievement motivation and achievement primes on the activation of achievement and fun goals. *Journal of Personality and Social Psychology, 97*(6), 1129–1141.

Hatano, G., & Ouro, Y. (2003). Commentary: Reconceptualizing school learning using insight from expertise research. *Educational Researcher, 32*(8), 26–29.

Hathaway, W. E. (1995). Effects of school lighting on physical development and school performance. *Journal of Educational Research, 88*(4), 228.

Hebb, D. (1949). *The organization of behavior: A neuropsychological theory.* New York, NY: Wiley.

Heilman, K. M., Nadeau, S. E., & Beversdorf, D. O. (2003). Creative innovation: Possible brain mechanisms. *Neurocase, 9*(5), 369–379.

Herz, R. S., Eliassen, J., Beland, S., & Souza, T. (2004). Neuroimaging evidence for the emotional potency of odor-evoked memory. *Neuropsychologia, 42*(3), 371–378.

Herz, R. S., Schankler, C., & Beland, S. (2004). Olfaction, emotion and associa-tive learning: Effects on motivated behavior. *Motivation & Emotion, 28*(4), 363–383.

Heschong, L. (1999). *Daylighting in schools: An investigation into the relationship between daylighting and human performance.* San Francisco, CA: Pacific Gas and Electric Company.

Hetland, L., Winner, E., Veenema, S., & Sheridan, K. (2007). *Studio thinking: The real benefits of arts education.* New York, NY: Teachers College Press.

Higbee, K. L., & Clay, S. L. (1998). College students' beliefs in the ten-percent myth. *Journal of Psychology, 132*(5), 469.

Hillman, C. H., Buck, S. M., Themanson, J. R., Pontifex, M. B., & Castelli, D. M. (2009). Aerobic fitness and cognitive development: Event-related brain

potential and task performance indices of executive control in preadolescent children. *Developmental Psychology, 45*(1), 114–129.

Hölzel, B. K., Carmody, J., Vangel, M., Congleton, C., Yerramsetti, S. M., Gard, T., & Lazar, S. W. (2011). Mindfulness practice leads to increases in regional brain gray matter density. *Psychiatry Research, 191*(1), 36–43.

Howard, P. (2000). *Owner's manual for the brain: Everyday applications from mind-brain research.* Atlanta, GA: Bard Press.

Howard-Jones, P. P., Pickering, S., & Diack, A. (2007). Perceptions of the role of neuroscience in education. Bristol, UK: The Innovation Unit.

Hubel, D. H., & Wiesel, T. N. (1970). The period of susceptibility to the physiological effects of unilateral eye closure in kittens. *The Journal of Physiology, 206*(2), 419–436.

Hyde, K. L., Lerch, J., Norton, A., Forgeard, M., Winner, E., Evans, A. C., & Schlaug, G. (2009). Musical training shapes structural brain development. *The Journal of Neuroscience, 29*(10), 3019–3025.

Hyerle, D. N. (2011). *Student successes with thinking maps.* Thousand Oaks, CA: Corwin.

Hygge, S. (2003). Classroom experiments on the effects of different noise sources and sound levels on long-term recall and recognition in children. *Applied Cognitive Psychology, 17*(8), 895–914.

Immordino-Yang, M. H., & Damasio, A. (2007). We feel, therefore we learn: The relevance of affective and social neuroscience to education. *Mind, Brain, and Education, 1,* 3–10(8).

Ivry, R. B., & Fiez, J. A. (2000). Cerebellar contributions to cognition and imagery. In M. S. Gazzaniga (Ed.), *The new cognitive neurosciences* (pp. 999–1011). Cambridge, MA: MIT Press.

Izard, C., Fine, S., Schultz, D., Mostow, A., Ackerman, B., & Youngstrom, E. (2001). Emotion knowledge as a predictor of social behavior and academic competence in children at risk. *Psychological Science, 12*(1), 18–23.

James, W. (1890). *Principles of psychology.* New York, NY: Holt.

Jenkins, J. (2001). The Mozart effect. *Journal of the Royal Society of Medicine, 94*(4), 170–172.

Joëls, M., Karst, H., Alfarez, D., Heine, V. M., Qin, Y., van Riel, E., ... Krugers, H. J., (2004). Effects of chronic stress on structure and cell function in rat hippocampus and hypothalamus. *Stress, 7*(4), 221–231.

Joëls, M., Pu, Z., Wiegert, O., Oitzl, M. S., & Krugers, H. J. (2006). Learning under stress: How does it work? *Trends in Cognitive Sciences, 10*(4), 152–158.

Kampylis, P., Berki, E., & Saariluoma, P. (2009). In-service and prospective teachers' conceptions of creativity. *Thinking Skills and Creativity, 4*(1), 15–29.

Kandel, E. (2006). *In search of memory: The emergence of a new science of mind.* New York, NY: W.W. Norton & Company.

Kane, J. H., & Anderson, R. C. (1978). Depth of processing and interference effects in the learning and remembering of sentences. *Journal of Educational Psychology, 70*(4), 626–635.

Karmarkar, U. R., & Dan, Y. (2006). Experience-dependent plasticity in adult visual cortex. *Neuron, 52*(4), 577–585.

Karpicke, J. D., & Blunt, J. R. (2011). Retrieval practice produces more learning than elaborative studying with concept mapping. *Science*, doi:10.1126/science.1199327.

Karpicke, J. D., & Roediger, H. L., III. (2008). The critical importance of retrieval for learning. *Science, 319*(5865), 966–968.

Kempermann, G., Wiskott, L., & Gage, F. H. (2004). Functional significance of adult neurogenesis. *Current Opinion in Neurobiology, 14*(2), 186–191.

Kettle, K. L., & Häubl, G. (2010). Motivation by anticipation: Expecting rapid feedback enhances performance. *Psychological Science, 21*(4), 545–547.

Klein, S. B., & Loftus, J. (1988). The nature of self-referent encoding: The contributions of elaborative and organizational processes. *Journal of Personality and Social Psychology, 55*(1), 5–11.

Kornell, N., & Bjork, R. A. (2008). Optimising self-regulated study: The benefits—and costs—of dropping flashcards. *Memory, 16*(2), 125–136.

Kornell, N., Castel, A. D., Eich, T. S., & Bjork, R. A. (2010). Spacing as the friend of both memory and induction in young and older adults. *Psychology and Aging, 25*(2), 498–503.

Kornell, N., & Son, L. (2009). Learners' choices and beliefs about self-testing. *Memory, 17*(5), 493–501.

Kraft, U. (2007). Unleashing creativity. In F. Bloom (Ed.), *Best of the brain from Scientific American: Mind, matter, and tomorrow's brain* (pp. 9–19). New York, NY: Dana Press.

LeDoux, J. E. (1996). *The emotional brain: The mysterious underpinnings of emotional life.* New York, NY: Simon & Schuster.

Lehrner, J., Marwinski, G., Lehr, S., Johren, P., & Deecke, L. (2005). Ambient odors of orange and lavender reduce anxiety and improve mood in a dental office. *Physiology & Behavior, 86*(1–2), 92–95.

Lillard, A. S. (2005). *Montessori: The science behind the genius.* New York, NY: Oxford University Press.

Limb, C. J., & Braun, A. R. (2008). Neural substrates of spontaneous musical performance: An fMRI study of jazz improvisation.*PLoS ONE, 3*(2), 1–9.

Lonczak, H. S., Abbott, R. D., Hawkins, J. D., Kosterman, R., & Catalano, R. F. (2002). Effects of the Seattle social development project on sexual behavior, pregnancy, birth, and sexually transmitted disease outcomes by age 21 years. *Archives of Pediatrics Adolescent Medicine, 156*(5), 438–447.

Luiten, J., Ames, W., & Ackerson, G. (1980). A meta-analysis of the effects of advance organizers on learning and retention. *American Educational Research Journal, 17*(2), 211–218.

Lyons, J. (2001). *Do school facilities really impact a child's education?* Scottsdale, AZ: Council of Educational Facility Planners.

MacKinnon, D. W. (1966). What makes a person creative? *Theory into Practice, 5*(4, Creativity), 152–156.

MacLeod, C. M., Gopie, N., Hourihan, K. L., Neary, K. R., & Ozubko, J. D. (2010). The production effect: Delineation of a phenomenon. *Journal of Experimental Psychology: Learning, Memory, and Cognition, 36*(3), 671–685.

Maguire, E. A., Gadian, D. G., Johnsrude, I. S., Good, C. D., Ashburner, J., Frackowiak, R. S. J., & Frith, C.D. (2000). Navigation-related structural change in the hippocampi of taxi drivers. *Proceedings of the National Academy of Sciences, 97*(8), 4398–4403.

Marzano, R. (1992). *A different kind of classroom: Teaching with dimensions of learning.* Alexandria, VA: Association for Supervision and Curriculum Development.

Marzano, R., Pickering, D., & Pollock, J. (2001). *Classroom instruction that works: Research-based strategies for increasing student achievement.* Alexandria, VA: Association for Supervision and Curriculum Development.

Masten, A. S. (1986). Humor and competence in school-aged children. *Child Development, 57*(2), 461–473.

Mayberry, R. I., & Eichen, E. B. (1991). The long-lasting advantage of learning sign language in childhood: Another look at the critical period for language acquisition. *Journal of Memory and Language, 30*(4), 486–512.

Mayer, R. E. (1979). Twenty years of research on advance organizers: Assimilation theory is still the best predictor of results. *Instructional Science, 8*(2), 133–167.

McAleese, R., Grabinger, S., & Fisher, K. (1999). The knowledge arena: A learning environment that underpins concept mapping. *American Educational Research Association,* Montreal, Canada.

McBride, D. M., & Dosher, A.B. (2002). A comparison of conscious and automatic memory processes for picture and word stimuli: A process dissociation analysis. *Consciousness and Cognition, 11*(3), 423–460.

McCrindle, A. R., & Christensen, C. A. The impact of learning journals on metacognitive and cognitive processes and learning performance. *Learning and Instruction, 5,* 167–185.

McDaniel, M., & Bugg, J. (2008). Instability in memory phenomena: A common puzzle and a unifying explanation. *Psychonomic Bulletin & Review, 15*(2), 237–255.

McEwen, B. S., & Sapolsky, R. M. (1995). Stress and cognitive function. *Current Opinion in Neurobiology, 5*(2), 205–216.

Meltzoff, A. N., Kuhl, P. K., Movellan, J., & Sejnowski, T. J. (2009). Foundations for a new science of learning. *Science, 325*(5938), 284–288.

Mendelson, T., Greenberg, M. T., Dariotis, J. K., Gould, L. F., Rhoades, B. L., & Leaf, P. J. (2010). Feasibility and preliminary outcomes of a school-based mindfulness intervention for urban youth. *Journal of Abnormal Child Psychology: An Official Publication of the International Society for Research in Child and Adolescent Psychopathology, 38*(7), 985–994.

Miller, G. A. (1956). The magical number seven, plus or minus two: Some limits on our capacity for processing information. *Psychological Review, 63*(2), 81–97.

Mohr, G., Engelkamp, J., & Zimmer, H. D. (1989). Recall and recognition of self-performed acts. *Psychological Research, 51*(4), 181–187.

Montessori, M. (1967). *The absorbant mind.* New York, NY: Henry Holt.

Morrison, M. K. (2008). *Using humor to maximize learning: The links between positive emotions and education.* Lanham, MD: Rowman & Littlefield Education.

Mueller, C. M., & Dweck, C. S. (1998). Praise for intelligence can undermine children's motivation and performance. *Journal of Personality & Social Psychology, 75*(1), 33–53.

Mullen, B., Johnson, C., & Salas, E. (1991). Productivity loss in brainstorming groups: A meta-analytic integration. *Basic & Applied Social Psychology, 12*(1), 3–23

Nachimas, M., Gunnar, M. R., Mangelsdorf, S., Parritz, R. H., & Buss, K. (1996). Behavioral inhibition and stress reactivity: The moderating role of attachment security. *Child Development, 67,* 508–522.

Nadel, L., & Hardt, O. (2011). Update on memory systems and processes. *Neuropsychopharmacology, 36*(1), 251–273.

Nelson, P. B., & Soli, S. (2000). Acoustical barriers to learning: Children at risk in every classroom. *Language, Speech & Hearing Services in Schools, 31*(4), 356–361.

Okamoto, T., Endo, S., Shirao, T., & Nagao, S. (2011). Role of cerebellar cortical protein synthesis in transfer of memory trace of cerebellum-dependent motor learning. *The Journal of Neuroscience, 31*(24), 8958–8966.

Osmundson, E., Chung, G. K., Herl, H. E., & Klein, D. C. (1999). *Knowledge mapping in the classroom: A tool for examining the development of students' conceptual understandings* [Tech.Rep. no. 507]. Los Angeles, CA: CRESST/ University of California.

Ott, J. (1973). *Health and light.* New York, NY: Simon Schuster.

Ozubko, J. D., & MacLeod, C. M. (2010). The production effect in memory: Evidence that distinctiveness underlies the benefit. *Journal of Experimental Psychology: Learning, Memory, and Cognition, 36*(6), 1543–1547.

Paivio, A. (1971). *Imagery and verbal processes.* New York, NY: Holt, Rinehart, & Winston.

Pashler, H., Cepeda, N. J., Wixted, J. T., & Rohrer, D. (2005). When does feedback facilitate learning of words? *Journal of Experimental Psychology, Learning, Memory & Cognition, 31*(1), 3–8.

Pashler, H., McDaniel, M., Rohrer, D., & Bjork, R. (2008). Learning styles: Concepts and evidence. *Psychological Science in the Public Interest, 9*(3), 109–115.

Payton, J. W., Weissberg, R. P., Durlak, J. A., Dymnicki, A. B., Taylor, R. D., Schellinger, K. B., & Pachan, M.. (2008). *The positive impact of social and emotional learning for kindergarten to eighth-grade students: Findings from three scientific reviews.* Chicago, IL: Collaborative for Academic, Social, and Emotional Learning.

Pekrun, R., Goetz, T., Titz, W., & Perry, R. P. (2002). Academic emotions in students' self-regulated learning and achievement: A program of qualitative and quantitative research. *Educational Psychologist, 37*(2), 91–105.

Perkins, D. (2001). *The eureka effect: The art and logic of breakthrough thinking.* New York, NY: W.W. Norton & Co.

Phelps, E. A. (2006). Emotion and cognition: Insights from studies of the human amygdala. *Annual Review of Psychology, 57*, 27–53.

Phelps, E. A., & LeDoux, J. E. (2005). Contributions of the amygdala to emotion processing: From animal models to human behavior. *Neuron, 48*(2), 175–187.

Pink, D. (2006). *A whole new mind: Why right-brainers will rule the future.* New York, NY: Penguin Group.

Pinel, J. P. J. (2000). *Biopsychology* (4th ed.). Boston, MD: Allyn and Bacon.

Plucker, J. A. (1999). Is the proof in the pudding? Reanalyses of Torrance's (1958 to present) longitudinal data. *Creativity Research Journal, 12*(2), 103.

Poirel, N., Mellet, E., Houdé, O., & Pineau, A. (2008). First came the trees, then the forest: Developmental changes during childhood in the processing of visual local–global patterns according to the meaningfulness of the stimuli. *Developmental Psychology, 44*(1), 245–253.

Posner, M., & Patoine, B. (2009). How arts training improves attention and cognition. *Cerebrum.* Retrieved from http://dana.org/news/cerebrum/detail.aspx?id=23206.

Posner, M. R., Rothbart, M. K., & DiGirolamo, G. J. (1999). Development of brain networks for orienting to novelty. *Pavlov Journal of Higher Nervous Activity, 12*, 715–722.

Posner, M. R., & Rothbart, M. K. (2007). *Educating the human brain.* Washington, DC: American Psychological Association.

Psilos, P. (2002). *The impact of arts education on workforce preparation: Issue brief.* Washington, DC: National Governors' Association, Center for Best Practices.

Raizada, R. D. S., & Kishiyama, M. M. (2010). Effects of socioeconomic status on brain development, and how cognitive neuroscience may contribute to levelling the playing field. *Frontiers in Human Neuroscience, 4*, 1–11.

Ramsden, S., Richardson, F. L., Josse, G., Thomas, M. S. C., Ellis, C., Shakeshaft, C., Seghier, M. L., & Price, C. J. (2011). Verbal and non-verbal intelligence changes in the teenage brain. *Nature* (in press).

Rao, H., Betancourt, L., Giannetta, J. M., Brodsky, N. L., Korczykowski, M., Avants, B. B., ... Farah, M.J. (2010). Early parental care is important for hippocampal maturation: Evidence from brain morphology in humans.*NeuroImage, 49*(1), 1144–1150.

Ratey, J. J. (2008). *Spark: The revolutionary new science of exercise and the brain.* New York, NY: Little, Brown and Co.

Rauscher, F. H., Shaw, G. L., & Ky, K. N. (1993). Music and spatial task performance. *Nature, 365*, 611.

Recht, D. R., & Leslie, L. (1988). Effect of prior knowledge on good and poor readers' memory of text. *Journal of Educational Psychology, 80*(1), 16–20.

Resnick, M. D., Bearman, P. S., Blum, R. W., Bauman, K. E., Harris, K. M., Jones, J., Tabor, J., ... Udry, J. R.(1997). Protecting adolescents from harm. *JAMA: The Journal of the American Medical Association, 278*(10), 823–832.

Rice, J., Levine, L., & Pizarro, D. (2007). "Just stop thinking about it": Effects of emotional disengagement on children's memory for educational material.

Emotion, 7(4), 812–823.

Rinne, L., Gregory, E., Yarmolinskaya, J., & Hardiman, M. (2011). Why arts integration improves long-term retention of content. *Mind, Brain, and Education* (in press).

Robertson, P. (2002). The critical age hypothesis. *The Asian EFL Journal (Online)*, Retrieved from http://www.asian-efl-journal.com/marcharticles_pr.html.

Robinson, K. (2001). *Out of our minds: Learning to be creative.* Oxford, UK: Capstone Ltd.

Rohrer, D., & Pashler, H. (2010). Recent research on human learning challenges conventional instructional strategies. *Educational Researcher, 39*(5), 406–412.

Rohrer, D., & Taylor, K. (2007). The shuffling of mathematics problems improves learning. *Instructional Science, 35*(6), 481–498.

Rose, D. H., & Meyer, A. (2002). *Teaching every student in the digital age: Universal design for learning.* Alexandria, VA: Association for Supervision and Curriculum Development.

Rotherham, A. J., & Willingham, D. (2009). 21st century skills: The challenges ahead. *Educational Leadership, 67*(1), 16.

Runco, M. A. (2004). Creativity. *Annual Review of Psychology, 55*, 657–687.

Runco, M. A., & Albert, R. S. (1986). The threshold theory regarding creativity and intelligence: An empirical test with gifted and nongifted children. *Creative Child & Adult Quarterly, 11*(4), 212–218.

Rundus, D. (1971). Analysis of rehearsal processes in free recall. *Journal of Experimental Psychology, 89*(1), 63–77.

Ruttle, P. L., Shirtcliff, E. A., Serbin, L. A., Ben-Dat Fisher, D., Stack, D. M., & Schwartzman, A. E. (2011). Disentangling psychobiological mechanisms underlying internalizing and externalizing behaviors in youth: Longitudinal and concurrent associations with cortisol. *Hormones and Behavior, 59*(1), 123–132.

Sapolsky, R. M. (2004). *Why zebras don't get ulcers.* New York, NY: Henry Holt and Co.

Sawyer, R. K. (2006). Educating for innovation. *Thinking Skills and Creativity, 1*(1), 41–48.

Schlaug, G., Jäncke, L., Huang, Y., Staiger, J. F., & Steinmetz, H. (1995). Increased corpus callosum size in musicians. *Neuropsychologia, 33*(8), 1047–1055.

Schmahmann, J. D. (1997). *The cerebellum and cognition.* New York, NY: Academic Press.

Schmidt, S. R. (1994). Effects of humor on sentence memory. *Journal of Experimental Psychology. Learning, Memory & Cognition, 20*(4), 953.

Schwabe, L., & Wolf, O. T. (2010). Learning under stress impairs memory formation. *Neurobiology of Learning and Memory, 93*(2), 183–188.

Schwartz, D. L., Bransford, J. D., & Sears, D. (2005). *Efficiency and innovation in transfer.* In J. Mestre (Ed.), *Transfer of learning from a modern multidisciplinary perspective* (pp. 1–51). Greenwich, CT: Information Age Publishing.

Scruggs, T., & Mastropieri, M. (2000). The effectiveness of mnemonic instruction for students with learning and behavior problems: An update and research synthesis. *Journal of Behavioral Education, 10*(2/3), 163–173.

Shepard, R. N. (1967). Recognition memory for words, sentences, and pictures. *Journal of Verbal Learning and Verbal Behavior, 6*(1), 156–163.

Shiffrin, R., & Nosofsky, M. (1994). Seven plus or minus two: A commentary on capacity limitations. *Psychological Review, 101*(2), 357–361.

Shonkoff, J. P., & Phillips, D. (2000). *From neurons to neighborhoods: The science of early childhood development.* Washington, DC: National Academy Press.

Singleton, D., & Lengyel, Z. (Eds.). (1995). *The age factor in second language acquisition: A critical look at the critical period hypothesis.* Clevedon, UK: Multilingual Matters.

Slamecka, N. J., & Graf, P. (1978). The generation effect: Delineation of a phenomenon. *Journal of Experimental Psychology: Human Learning and Memory, 4*(6), 592–604.

Smith, S. M., Glenberg, A., & Bjork, R. A. (1978). Environmental context and human memory. *Memory & Cognition, 6*(4), 342–353.

Smithrim, K., & Upitis, R. (2005). Learning through the arts: Lessons of engagement. *Canadian Journal of Education / Revue Canadienne De l'Éducation, 28*(1/2), 109–127.

Smyth, V. (1979). Speech reception in the presence of classroom noise. *Language, Speech, and Hearing Services in Schools, 10*(4), 221–230.

Sperling, G. (1960). The information available in brief visual presentations. *Psychological Monographs, 74*, 1–29.

Squire, L.R., & Kandel, E.R. (1999) *Memory: From Mind to Molecules.* New York, NY: W.H. Freeman & Co.

Steinberg, L. (2008). A social neuroscience perspective on adolescent risk-taking. *Developmental Review, 28*(1), 78–106.

Steinberg, L., Dahl, R., Keating, D., Kupfer, D. J., Masten, A. S., & Pine, D. S. (2006). The study of developmental psychopathology in adolescence: Integrating affective neuroscience with the study of context. *Developmental psychopathology, vol. 2: Developmental neuroscience* (2nd ed.) (pp. 710–741). Hoboken, NJ: John Wiley & Sons.

Stevens, C., Lauinger, B., & Neville, H. (2009). Differences in the neural mechanisms of selective attention in children from different socioeconomic backgrounds: An event-related brain potential study. *Developmental Science, 12*(4), 634–646.

Strick, M., Holland, R. W., van Baaren, R., & van Knippenberg, A. (2009). Finding comfort in a joke: Consolatory effects of humor through cognitive distraction. *Emotion, 9*(4), 574–578.

Swanson, C. (2008). *Cities in crisis: A special analytic report on high school graduation.* Bethesda, MD: Educational Projects Research Center.

Sylvan, L. J., & Christodoulou, J. A. (2010). Understanding the role of neuroscience in brain based products: A guide for educators and consumers. *Mind, Brain, and Education, 4*(1), 1–7.

Tallal, P. (2004). Improving language and literacy is a matter of time. *Nature*

Reviews Neuroscience, 5(9), 721–728.

Talmi, D., Anderson, A. K., Riggs, L., Caplan, J. B., & Moscovitch, M. (2008). Immediate memory consequences of the effect of emotion on attention to pictures. *Learning & Memory, 15*(3), 172–182.

Tanner, C. K. (2008). Explaining relationships among student outcomes and the school's physical environment. *Journal of Advanced Academics, 19*(3), 444–471.

Taylor, J.B. (2008). *My stroke of insight: A brain scientist's personal journey.* New York, NY: Viking Penguin.

Thompson, W. F., Schellenberg, E. G., & Husain, G. (2001). Arousal, mood, and the Mozart effect. *Psychological Science, 12*(3), 248–251.

Toch, T. (2011). Beyond basic skills. *Phi Delta Kappan, 92*(6), 72–73.

Tomlinson, C., & McTighe, J. (2006). *Integrating differentiated instruction & understanding by design: Connecting content and kids.* Alexandria, VA: Association for Supervision and Curriculum Development.

Toppo, G. (2011, March). The search for a new way to test school kids.*USA Today.*Retrieved from http://www.usatoday.com/news/education/2011-03-18-schooltesting18_ST_N.htm.

Tyler, S. W., Hertel, P. T., McCallum, M. C., & Ellis, H. C. (1979). Cognitive effort and memory. *Journal of Experimental Psychology: Human Learning and Memory, 5*(6), 607–617.

Unsworth, N., & Engle, R. W. (2007). On the division of short-term and working memory: An examination of simple and complex span and their relation to higher order abilities. *Psychological Bulletin, 133*(6), 1038–1066.

Valeski, T. N., & Stipek, D. J. (2001). Young children's feelings about school. *Child Development, 72*(4), 1198.

Varma, S., McCandliss, B. D., & Schwartz, D. L. (2008). Scientific and pragmatic challenges for bridging education and neuroscience. *Educational Researcher, 37*(3), 140–152.

Warm, J. S., Dember, W. N., & Parasuraman, R. (1991). Effects of olfactory stimulation on performance and stress in a visual sustained attention task. *Journal of Social Cosmetic Chemistry, 42,* 199–210.

Webb, N. (2002). *Alignment study in language arts, mathematics, science and social studies of state standards and assessments for four states.* Washington, DC: Council of Chief State School Officers.

Wentzel, K. R., & Wigfield, A. (1998). Academic and social motivational influences on student's academic performance. *Educational Psychology Review, 10*(2), 155–175.

Willingham, D. T. (2009). *Why don't students like school? A cognitive scientist answers questions about how the mind works and what it means for your classroom.* San Francisco, CA: John Wiley & Sons.

Wilson, D. (2004). The interface of school climate and school connectedness and relationships with aggression and victimization. *Journal of School Health, 74*(7), 293–299.

Zaromb, F. M., & Roediger, H. L. (2009). The effects of effort after meaning on recall: Differences in within- and between-subjects designs. *Memory & Cognition, 37*(4), 447–463.

Zentall, S. (1983). Learning environments: A review of physical and temporal factors. *Exception Education Quarterly, 4*(2), 10–15.

Zentall, S. S., & Zentall, T. R. (1983). Optimal stimulation: A model of disordered activity and performance in normal and deviant children. *Psychological Bulletin, 94*(3), 446–471.

Zhao, Y. (2009). *Catching up or leading the way: American education in the age of globalization.* Alexandria, VA: Association for Supervision and Curriculum Development.

Zins, J. W., Weissberg, R.P., Wang, M.C., & Walberg, H.J. (2004). *Building school success on social emotional learning: What does the research say?* New York, NY: Teachers College Press.

Ziv, A. (1988). Teaching and learning with humor: Experiment and replication. *The Journal of Experimental Education, 57*(1), 5–15.

Zylowska, L., Ackerman, D. L., Yang, M. H., Futrell, J. L., Horton, N. L., Hale, T. S., ... Smalley, S.L. (2007). Mindfulness meditation training in adults and adolescents with ADHD. *Journal of Attention Disorders, 11*(6), 737–746.

图书在版编目（CIP）数据

脑科学与课堂：以脑为导向的教学模式／（美）玛丽亚·M·哈迪曼著；杨志等译．
—上海：华东师范大学出版社，2017

ISBN 978‑7‑5675‑6621‑7

Ⅰ.①脑... Ⅱ.①玛...②杨... Ⅲ.①脑科学—课堂

教学—教学研究 Ⅳ.① R338.2-42

中国版本图书馆 CIP 数据核字（2017）第 162401 号

大夏书系·西方教育前沿译丛

脑科学与课堂：以脑为导向的教学模式

著　者	（美）玛丽亚·哈迪曼
译　者	杨　志　王培培　等
责任编辑	任红瑚
封面设计	百丰艺术

出版发行　华东师范大学出版社
社　　址　上海市中山北路 3663 号　邮编　200062
网　　址　www.ecnupress.com.cn
电　　话　021‑60821666　行政传真　021‑62572105
客服电话　021‑62865537
邮购电话　021‑62869887　地址　上海市中山北路 3663 号华东师范大学校内先锋路口
网　　店　http：//hdsdcbs.tmall.com

印 刷 者　北京密兴印刷有限公司
开　　本　700×1000　16 开
插　　页　1
印　　张　14.25
字　　数　150 千字
版　　次　2018 年 1 月第一版
印　　次　2024 年 9 月第十六次
印　　数　52 001–54 000
书　　号　ISBN 978‑7‑5675‑6621‑7/G·10459
定　　价　49.80 元

出 版 人　王　焰

（如发现本版图书有印订质量问题，请寄回本社市场部调换或电话 021-62865537 联系）